针灸推拿刮痧减肥

ZHENJIU TUINA GUASHA JIANFEI

柴铁劬　张玉霞　编著

河南科学技术出版社

·郑州·

内容提要

本书简要介绍了肥胖症的定义、病因及发病机制、病理改变、肥胖症的分类、临床表现、临床诊断及鉴别诊断等基础知识，重点介绍了肥胖症的治疗措施，包括针灸减肥、刮痧减肥、拔罐减肥、推拿减肥等法。本书内容科学实用、深入浅出、操作性强，适合医师、技师、医学院校实习生及减肥工作者阅读参考。

图书在版编目（CIP）数据

针灸推拿刮痧减肥/柴铁劬，张玉霞编著. 一郑州：河南科学技术出版社，2021.3（2022.7重印）

ISBN 978-7-5725-0250-7

Ⅰ.①针… Ⅱ.①柴… ②张… Ⅲ.①减肥－针灸疗法②减肥－推拿③减肥－刮痧疗法 Ⅳ.①R246.9 ②R244.1 ③R244.4

中国版本图书馆 CIP 数据核字（2020）第 265099 号

出版发行：河南科学技术出版社
北京名医世纪文化传媒有限公司
地址：北京市丰台区万丰路 316 号万开基地 B 座 115 室　　邮编：100161
电话：010-63863186　010-63863168
策划编辑：焦　赟
文字编辑：杨永岐
责任审读：周晓洲
责任校对：龚利霞
封面设计：中通世奥
版式设计：崔刚工作室
责任印制：程晋荣
印　　刷：河南省环发印务有限公司
经　　销：全国新华书店、医学书店、网店
开　　本：720 mm×1020 mm　1/16　印张：11.25　　字数：170 千字
版　　次：2021 年 3 月第 1 版　2022 年 7 月第 2 次印刷
定　　价：48.00 元

前　言

　　肥胖是损美性疾病之一,给许多青年男女及中老年人带来无限的烦恼,因此科学减肥被提到健康生活的议事日程。世界卫生组织(WHO)调查的数据显示,几乎所有国家的肥胖病发病率都在迅速提高,在西方发达国家如欧美发病率高达 20％～30％,我国肥胖率也接近 10％。据调查资料显示,每年全世界因肥胖造成的直接或间接死亡人数已达 30 万之多,因此肥胖已与艾滋病、吸毒、酗酒并列成为世界性四大医学社会问题。

　　大多数人认为,肥胖是因体内热量摄入大于消耗造成脂肪在体内积聚过多而导致体重超常增加,由饮食过度造成的,而不认为是一种疾病。然而研究表明,肥胖与肥胖症是由特定的生化因子引起的一系列进食调控和能量代谢紊乱的疾病,发病过程非常复杂。肥胖不仅损害人们的健康,也带来了不良的心理影响和社会问题,严重影响着肥胖者的生活质量。

　　大量研究表明,肥胖是 2 型糖尿病、心血管疾病、高血压、胆石症和癌症的重要危险因素,肥胖者中高血压、冠心病、中风、动脉粥样硬化、2 型糖尿病、胆结石及慢性胆囊炎、痛风、骨关节病、子宫内膜癌、绝经后乳癌、胆囊癌、男性结肠癌、直肠癌和前列腺癌发病率均显著高于正常人群。因此肥胖不仅仅是一种损美性疾病,而且是诱发多种疾病的始作俑者。

　　针灸是一种非常理想的治疗方法,对临床许多疾病都有很切实的疗效,没有不良反应,具有方便实用、安全度高、费用低廉、不会产生耐受性等优点。针灸唯一让患者畏惧的是它带来的疼痛,但多年的临床经历告诉我,对针刺疼痛的畏惧更多是一种心理上的畏惧,是由于对针刺不了解带来的心理畏惧,根本不是身体本身对疼痛忍受不了的那种纯痛的畏惧。举个很生活化的例子,大部分人都在生活中由于不经心手指或身体的其他部位被扎过刺,可能是很小的木屑或玻璃屑,我们会眼都不眨地拔出这个小木屑就行了。针刺的疼痛其实连这个小木屑的十分之一都不到。再举个例子,大部分人都坐过摩托车,坐后座的人时刻担心着安全与否,但真正开摩托车的人却会很自信,会觉得很安全,不然他就不开了。临床上无数的人看到别人身上扎进那么多针,扎得那么深,会非常怕,可一旦自己真的扎了针,很多患者会如释重负地告诉我:原来扎针也没那么痛。这就是看别人扎针自己会觉得疼,真自己扎了才知道没有想象得那么疼。但现实中,这种心理障碍仍然极大地阻碍着很多人接受针灸治疗,这就要求针灸医师有更好的技术去减轻患者的担忧。

即使在针刺疼痛这么让人畏惧的年代,针灸减肥仍然能这么为广大患者所接受,能大行其道,这本身就是以其良好的临床疗效为基础的。中医能屹立数千年而不倒,今天能焕发出更强劲的生命力就是因为它的确有效,而且在很多方面无可替代。

中国针灸学会康复专业委员会副主任委员
广东省康复医学会常委/中西医结合委员会主任委员
广州中医药大学附属金沙医院院长

柴铁劬　教授/博士/博士生导师

目　录

第一章 总 论

随着经济的发展,人们的生活水平显著提高,体力活动减少,膳食结构中饱和脂肪酸增加,纤维素减少,以及生活方式的改变,能量摄入和消耗失衡,超重和肥胖患者逐年增加。WHO调查的数据显示,几乎所有国家的肥胖病发病率都在迅速提高,在西方发达国家如欧美发病率高达20%～30%,我国肥胖率也接近10%,即肥胖将成为21世纪危害人类健康的主要杀手。

人们大多认为,肥胖是因体内热量摄入大于消耗造成脂肪在体内积聚过多而导致体重超常增加,由饮食过度造成的,而不认为是一种疾病。然而研究表明,肥胖与肥胖症是由特定的生化因子引起的一系列进食调控和能量代谢紊乱的疾病,发病过程非常复杂。肥胖不仅损害人们的健康,也带来了不良的心理影响和社会问题,严重影响着肥胖者的生活质量。大量研究表明,肥胖是2型糖尿病、心血管疾病、高血压、胆石症和癌症的重要危险因素,肥胖者中高血压、冠心病、中风、动脉粥样硬化、2型糖尿病、胆结石及慢性胆囊炎、痛风、骨关节病、子宫内膜癌、绝经后乳癌、胆囊癌、男性结肠癌、直肠癌和前列腺癌发病率均显著高于正常人群。肥胖症所造成的危害越来越受到人们的关注,据WHO的调查,每年全世界因肥胖造成的直接或间接死亡人数已达30万之多,因此肥胖已与艾滋病、吸毒、酗酒并列为世界性四大医学社会问题。

一、肥胖症的定义

肥胖症公认的定义是体内贮存的脂肪量超过理想体重20%以上或体重指数大于24者,亚洲人的体重指数超过23即可诊断。肥胖症的发生并非单一因素引起,而是由多种因素共同作用发生的。所以肥胖症并非一个疾病名,而是一种症候。

二、肥胖症的病因及发病机制

（一）中医病因病机

1. **先天禀赋**　有的肥胖与先天禀赋有关，如《灵枢·阴阳二十五人篇》谓："土形之人，……黄色，圆面，大头，美肩背，大腹，美股胫，小手足，多肉，上下相称，行安地，举足浮。"这种土形之人肥胖，上下相称，厚厚墩实，为全身性肥胖。又说"水形之人……大头，小肩，大腹……"这种水形人的肥胖多为腹型肥胖。这种与先天禀赋有关的肥胖往往又具有家族性，或自幼就显肥胖身型，特别是随着生活水平不断提高，先天之精与后天之精的充盛与濡养过度，此类肥胖越来越多。

2. **饮食失调**　嗜食肥甘厚味，膏粱滋腻之品，摄入过多精美之物，"血气充盛"，形体充养有余，蓄多化而为膏为脂。或肥甘滋腻阻滞脾胃运化，水谷精微不化精血，反变痰浊膏脂，蓄多而致肥胖。正如《素问·奇病论篇》中云："数食甘美而多肥也。"

3. **劳逸失度**　劳作不足，少劳少动，形神松懈，嗜睡多坐则可形成肥胖。《素问·宣明五气篇》曰"久卧伤气，久坐伤肉"，《医学入门》也强调久卧久坐"尤伤人也"。久卧则气机不畅，血行迟缓，气虚而运化不健；久坐不动则影响脾胃运化水谷功能，致中气不足，四肢肌肉无所主，则形弛肉松，肢倦乏力，气机不畅，而脾胃为全身气机升降之枢纽，脾气不升，胃气不降，运化无力，输布失调，膏脂内聚，使人肥胖。正如古人云："谷气胜元气，其人肥而不寿。"（《杂病源流犀烛》）

4. **脾胃实热**　脾胃为后天之本：一主受纳，腐熟水谷；一主运化，输布水谷精微。脾胃功能亢进，消食善饥，饮食偏多偏盛，致水谷精微在体内运化不及，化为浊脂痰湿，停滞肌肤脏腑而为肥胖。正如李东垣《脾胃论》所说："脾胃俱旺，则能食而肥。"

5. **脾胃虚弱**　脾胃消化、吸收、输布功能正常，使气血不但生化有源，而且输布转化亦正常。如果脾胃虚弱，则可使气血偏衰，阴阳失调，而导致肥胖的发生，"脾胃俱虚，则不能食而瘦或少食而肥，虽肥而四肢不举。"（李东垣《脾胃论》）

6. **肝失疏泄**　情志失调则肝之疏泄功能失常，肝气郁结则横逆犯胃，使脾胃运化失职,可致水湿失于运化,或肝胆气机不畅使胆汁分泌与排泄失常,浊脂不能运化,蓄积体内而为肥胖。

7. 脾肾阳虚 脾阳虚则水谷精微运化失职,聚而变生痰湿浊脂成肥胖,正所谓"脾虚痰盛""肥人多痰";肾阳虚则化气行水功能失职,不能温煦助脾胃运化,也可聚痰生湿而肥胖。

8. 年高气衰 中老年以后脏腑功能衰退,致使饮食五味不能化为精微,聚而成痰湿浊脂发为肥胖。

(二) 现代医学病因及发病机制

现代医学认为单纯性肥胖的发生主要与遗传、饮食、环境、运动、精神、生理等方面因素有关。肥胖从根本上讲是体内热量摄入超过热量消耗所致,剩余的热量以脂肪的形式在体内积聚,从而造成肥胖。肥胖的病因非常复杂,到目前为止还不是十分清楚,有若干因素需要考虑,如遗传、神经系统、饮食生活习惯、代谢紊乱、内分泌失调等,一般认为是多种因素共同作用的结果,这些因素可概括为遗传因素和环境因素两大方面,其中环境因素又包括饮食习惯、生活习惯、运动情况、社会经济地位等。人体正常体重的维持有赖于体内存在的体重负反馈调节,在体重负反馈调节环路中,即在体重调节点(存在于中枢)与摄食和组织代谢的联系环路中,任何一个环节出现问题,都将导致调节结果的改变,从而发生肥胖。

1. 遗传因素 肥胖常与遗传有关。生活中我们常常可以看到,某些人和某些家族对肥胖比另外一些人或家族具有更高的易感性。双亲体重正常其子女肥胖发生率为 10%;双亲中一人肥胖,子女肥胖发病率为 40%~50%;双亲均肥胖,其子女 60%~70% 为肥胖;同卵孪生儿在同一环境成长,其体重近似,一方肥胖,另一方肥胖者占 90%;即使在不同环境成长,其体重差别也小于异卵孪生子之间的差别。这种家族性倾向说明肥胖具有明显的遗传性。肥胖患者不但肥胖具有遗传性,而且脂肪分布的部位及骨骼状态也有遗传性。肥胖的遗传倾向还表现在脂肪细胞数目和(或)细胞体积增大。当然,肥胖的家族性倾向除了遗传因素外,还与同一家庭的饮食结构、生活习惯更为接近有很大关系。随着对肥胖病因学研究的不断深入,遗传因素在肥胖发生中的作用也受到越来越多的重视。肥胖被认为是有遗传易感性的个体由于热量的摄入超过消耗所致,这种遗传易感性是多种基因和相关因子异常表达、共同作用的结果,其中枢的作用部位主要是下丘脑,外周是脂肪细胞。

(1)遗传因素对热量及营养物质摄入的影响。有研究表明,热量和营养物质的摄入具有明显的家族特征,亲缘关系越近,其热量摄入量及营养物质的选择越相似,如双胞胎的热量及营养物质摄入往往非常相似,而双胞胎中单卵双生比双卵双生更为接近。这说明遗传因素可以影响热量及营养物质摄入。

进食受神经系统的调节,调节进食的中枢位于下丘脑。下丘脑腹内侧核(VMN)和下丘脑外侧区(LHA)是调节进食的两大核团,人们将 LHA 和 VMN 分别称为"饥饿中枢"和"饱中枢"。以电刺激 VMN 可以使饥饿动物正在进食的行为立即停止,破坏 VMN 则可使动物的进食量增加,产生肥胖。相反,如果以电极刺激 LHA,可显著增加动物的进食量;而以电极破坏 LHA,动物的进食量则明显减少,导致消瘦。"饥饿中枢"和"饱中枢"的调节机制相当复杂,很多多肽可以调节其活动,这些多肽水平的不同将会导致不同个体食欲的不同,而遗传因素可以影响这些多肽的水平,从而影响热量及营养物质的摄入。促进食欲的多肽有:强啡肽、β-内啡肽、促生长激素神经肽、生长激素释放激素、神经肽 Y、生长抑素等;抑制食欲的多肽有:厌食素、韩蛙皮素、降钙素、胆囊收缩素、促皮质激素释放激素、胰高血糖素、胰岛素、神经降压素、催产素、促甲状腺激素释放激素、升压素等。

(2)遗传因素对能量代谢的影响。当能量的消耗与摄入达到平衡时,人的体重就能保持相对恒定;而当能量的消耗少于能量的摄入时,多余的能量便以脂肪的形式储存下来,使体重增加以至于发生肥胖。静息和活动时的热量消耗基础水平由遗传决定,不同个体间热量消耗的水平差别很大。不少肥胖患者抱怨"喝口水都长肉",他们和正常人相比并没有摄入更多的热量,甚至还少于正常人,但仍然发生了肥胖,这与他们静息和活动时的热量消耗基础水平较正常人低有关。遗传因素可在以下几个方面影响热量的代谢:

①静息代谢率(resting metabolic rate,RMR):RMR 不同于基础代谢率(BMR),BMR 是受试者空腹 12 小时,于清晨醒后 30 分钟静卧状态下测得;而 RMR 是受试者安静休息 30 分钟后测得。RMR 在每日的能量消耗中占有很大的部分,在 70% 左右。通过对单卵双生和双卵双生双胞胎发现,遗传因素对 RMR 有很大影响,遗传度在单卵双生双胞胎间可高达 80%。RMR 高的人,发生肥胖的可能性较小,而 RMR 低的人,发生肥胖的可能性

就相对较大。

②食物的热效应：食物热效应是指进食后热量消耗的增加。一般认为食物热效应的遗传度在50％左右，亲缘关系越近，相关系数越高，父母与子女间的相关系数为0.30，双卵双生间为0.35，单卵双生间为0.52。食物热效应高的人不容易发生肥胖，而食物热效应低的人则容易发生肥胖。

③运动时代谢率：相同的运动强度和运动量，不同个体的能量消耗水平并不相同，这在很大程度上是由遗传因素决定的。运动时代谢率高的人，运动时的能量消耗大，不易发生肥胖，而运动时代谢率低的人，运动时能量消耗小，较易发生肥胖。快肌纤维和慢肌纤维的比例是决定运动时代谢率的重要因素之一，快肌纤维又称白肌纤维，工作时主要由葡萄糖产生热量；慢肌纤维又称红肌纤维，它主要由脂肪产生热量。快肌纤维和慢肌纤维在机体中含量的比例是由遗传决定的，它们不随训练和生活习惯的改变而改变。快肌纤维含量大，则运动时代谢率低，肥胖发生的可能性高，慢肌纤维含量高，则运动时代谢率高，肥胖发生的可能性低。

（3）主要的肥胖相关基因。从基因水平看，体重调节是由一个相对庞大的基因组决定的，肥胖的基因表型是复杂的多基因系统。随着分子生物学技术的发展，目前已发现多个与肥胖相关的基因，最主要的有以下几种：ob基因，obR基因，神经肽Y（NPY）基因，β_3肾上腺素能受体基因，阿片黑素促皮质激素原（POMC）基因，PCI基因，MC-4R基因，PPARγ基因等，这些基因及其表达的蛋白异常与肥胖的发生有着密切的关系。

（4）肥胖相关的主要活性蛋白

① 瘦素（leptin）：瘦素是肥胖基因（OB，又称瘦素基因）编码，由脂肪组织分泌的一种蛋白质激素，是肥胖相关的最重要的活性蛋白之一。瘦素的表达受体脂、进食、空腹和胰岛素水平等多种因素调节，它可通过以下几种途径调节机体脂肪的代谢：抑制食欲，减少热量摄取；增加热量消耗；抑制脂肪合成，促进脂肪分解。

② 神经肽Y（NPY）：NPY主要来自下丘脑弓形核（ARC）的神经元，在下丘脑的浓度很高。NPY是一个具有36个氨基酸残基的单链多肽，它属于胰多肽家族。该肽链折叠成发夹结构，使分子的两端靠近以利于与受体结合。"Y"指的就是分子两端的酪氨酸残基。NPY是瘦素作用的中枢部位，在瘦素调节脂肪代谢的作用中起着中介作用。

③ 解偶联蛋白（uncouplingproteins，UCPs）：UCPs是线粒体内膜上的

一种具有调节质子跨膜作用的特殊蛋白质,称为解偶联蛋白,它在线粒体内有较高浓度。通过运载阴离子化的游离脂肪酸,解偶联蛋白可以降低质子电化学梯度,使呼吸作用中的电子传递过程和 ATP 的合成解偶联,将储存的热量以热能的形式释放。

④ β_3 肾上腺素受体(β_3AR):β_3AR 主要分布在脂肪组织中,尤其是内脏脂肪组织如肾周及网膜等,与产热及脂肪分解关系密切。人 β_3AR 由 408 个氨基酸残基构成,分子量 42281,具有 G 蛋白偶联受体家族结构特点。儿茶酚胺类物质兴奋 β_3AR 后可启动腺苷酸环化酶,使依赖 CAMP 的酯酶活性增加,脂肪组织脂解作用增强,产热增加。β_3AR 功能缺损可减少内脏脂肪分解,导致内脏型肥胖。β_3AR 基因突变与肥胖密切相关,β_3AR 基因在 64 号位上的色氨酸(Trp)被精氨酸(Arp)置换,形成 Trp64Arp 等位基因时,肥胖的发病率大为增加。

⑤ 黑色素-4 受体(Mc-4R)及其配体黑色素细胞刺激素(MSH):Mc-4R 主要在下丘脑表达,它是一种 G 蛋白结合受体,在热量平衡中起重要作用,在 Mc-4R 位点有两类神经纤维,一类是前阿片肽原神经纤维,释放 Mc-4R 激动药——黑色素细胞刺激素(α-MSH),另一类是 NPY 神经纤维,释放 Mc-4R 拮抗药——AgRP,α-MSH 和 AgRP 的比例决定了 Mc-4R 处于何种状态,引起相应的生物学效应。使用 Mc-4 受体激动药,会使进食减少;而使用 Mc-4 受体拮抗药,则会使进食增加;剔除 Mc-4 受体将导致肥胖。MSH 的激动药可抑制摄食,其拮抗药则可刺激摄食。

⑥ AgRP:AgRP 除了对 Mc-4R 具有拮抗作用外,还可以提高瘦素 mRNA 的表达,这个作用与 Mc-4R 无关,可能与进食量增多有关。下丘脑室旁核内给予 AgRP(10~100pmol)可引起饱食或禁食的老鼠进食,并与神经肽 Y 有协同作用。饥饿可促进 AgRP 表达,而高脂饮食抑制其表达。

⑦ 增食因子(Orexin):Orexin 1998 年由 Yanagisawa 的研究小组率先发现,是与 Leptin 作用相反的神经肽,可增强食欲,但作用强度低于 NPY,Orexin 分为 orexinA 和 orexinB 两种亚型。氨基酸序列分析显示:小鼠、大鼠、牛和人的 orexinA 的氨基酸序列一致;人的 orexinB 序列中有两个氨基酸不同于啮齿类动物。orexin 有 2 种受体:OX$_1$R,OX$_2$R。OX$_1$R 对 orexinA 有选择性,OX$_2$R 是 orexinA 和 B 的非选择性受体,其受体 mRNA 几乎全部表达于脑部。饥饿状态上调前 orexin 原 mRNA。富含 orexin 的神经元对血糖水平较敏感,其与胰岛素和其他神经肽的关系需进一步研究。

⑧ 过氧化物酶增殖物启动受体 γ（PPARγ）：PPAR 是将营养信号翻译成基因表达过程的核受体之一，其本身可被脂肪酸启动，并调控多种参与细胞内和细胞外脂代谢基因的合成，是机体脂质代谢的重要基因调控机制之一。

⑨ 肿瘤坏死因子 α（TNFα）：TNFα 在体内可由多种细胞产生，在免疫反应中起重要作用。近来发现 TNFα 还参与脂质代谢的调节，TNFα 由脂肪细胞合成并分泌入血，经脑室周神经细胞及轴突迅速作用于下丘脑，传递机体脂肪储存信息，从而调节下丘脑控制食欲、产热等功能，保持机体能量代谢平衡。

（5）进食和代谢的调节机制。血清瘦素是脂肪组织向脑内传达能量储存情况的感受器信号，作用于脑内受体，回馈调节机体摄食活动、能量消耗行为。进食、体脂增加等促进脂肪组织分泌瘦素增加，当瘦素被脂肪细胞分泌入血后，与血中的 Lep-Re 结合，转运至脉络膜，瘦素在此与 Lep-Ra 结合，被转运入脑脊液，然后与下丘脑 Lep-Rb 结合，作用于下丘脑的腹内侧核（VMH），室旁核（PVN）、弓状核（ARC）。瘦素与下丘脑受体结合后改变了下丘脑神经元其他基因产生的特定神经肽的表达，这些神经肽包括：神经肽 Y（NPY）、agouti 相关肽、阿片促黑激素可的松原（POMC）。α-黑色素细胞刺激素（α-MSH）、促黑激素可的松-4 受体（Mc-4）、促肾上腺皮质激素（CRH）、黑色素细胞集中激素、增食欲素（orexin）等。血瘦素与受体结合后，使 NPY 合成释放下降，POW 表达增加，α-MSH 增加，激动 Mc-4，agouti 相关肽减少，增食欲素下降，抑制摄食。NPY 减少，解除了对交感神经系统的抑制，使之启动，活动增加，能量消耗增多，脂肪储存减少。当上述途径的某一环节出现障碍时，即可出现体重增加甚至肥胖。

2. 环境因素　造成肥胖的病因非常复杂，除了遗传因素外，环境因素也是造成肥胖的重要原因。有研究报道，肥胖的形成中遗传因素的作用占30%，环境因素占70%。由于环境因素在肥胖的发生中也起着非常重要的作用，因此尽管我们还不能通过改变遗传因素来预防和治疗肥胖，但我们可以在遗传因素背景下，调动环境因素的积极作用，延缓或减弱基因的作用，从而达到预防和治疗肥胖的目的。从此种意义上讲，肥胖在很大程度上是可以预防和治疗的。

（1）饮食与肥胖。肥胖者往往有饮食增多史，食量较大，喜食甜食或每餐中间加食引起能量过剩。在同等热量情况下，有睡前进食及晚餐多食的习惯。体力活动过少或因骨折、结核、肝炎或其他原因而卧床休息,热量消耗少而引起肥胖。尤其人到中年以后,体力劳动量逐渐下降,常常脂肪壅存在腹部与臀部。大部分人停止有规律的运动以后即发展成肥胖。

① 热量摄入过多:引起肥胖的直接原因之一是长期摄入热量过多,导致营养过剩。营养过剩是造成肥胖,特别是儿童肥胖的主要因素。研究发现独生子女或一家中最小子女容易肥胖。主要原因是错误认为婴儿喂养越胖越好,小孩从哺乳期就营养过度;过分溺爱,养成不良习惯,如零食尤其是糖果甜食太多;不必要的营养药物刺激食欲,增大食量;缺乏必要的体育锻炼。现已公认儿童营养过度是造成儿童及成年后肥胖的主要原因。热量摄入过多又大多与不良的饮食习惯有关,很多肥胖者都有一个共同的特点,即食欲非常旺盛,他们的食欲已不再是满足一般的生理需要,他们的热量摄入量大大高于消耗量,多余的热量以脂肪形式沉积于体内,从而造成肥胖。

② 不良饮食习惯:肥胖近年来呈逐年增加的趋势,有研究表明这与饮食结构由传统的高糖类、高纤维饮食向高热量、高脂肪饮食转化有关。一般认为,高脂肪、高热量饮食,过少食用蔬菜、大麦及粗粮可以促进肥胖的发生,是肥胖发病率增加的重要环境因素之一。喜吃零食、甜食是单纯性肥胖发生的独立危险因素。另外,偏食或食谱过窄会招致与脂肪分解有关的若干营养素缺乏(主要是维生素 B_1、维生素 B_2、烟酸),造成脂肪分解产热的生化过程受到限制,从而致使体内脂肪堆积而发胖。

另外,进食时看书、看报,狼吞虎咽,暴饮暴食而不细嚼慢咽,进食时间无规律和晚餐进食太多等也可促进肥胖的发生。这是由于大脑皮质兴奋泛化、胃肠功能紊乱,饱腹感不能及时发生应有的反馈作用所致。因此,尽量做到少食多餐、细嚼慢咽、营造良好的进食氛围,有助于控制肥胖。

(2)运动不足与肥胖。在运动中骨骼肌仅将 25% 左右化学能转变成为机械功,其余 75% 都变为热能散发掉,因此,运动可以大量消耗能量的储备。运动除了在运动时能消耗大量能量,还能提高静息代谢率(RMR)。实验和流行病学研究表明,无论是在成人还是儿童,不锻炼的人肥胖或超重现象较多,积极参加体育锻炼的则较瘦或体重较轻。运动不足不仅使单纯的热量消耗减少,而且在肌肉组织,由于胰岛素抵抗性增大而直接导致糖耐量减低,这些都会促进肥胖的发生。运动疗法结合饮食控制常对肥胖有较好的治疗效果,这也从另一方面说明运动不足是导致肥胖发生的重要因素。

(3)饮酒与肥胖。尽管饮酒与肥胖的关系目前还不是很确定,但生活中我们常常观察到经常喝酒尤其是啤酒的人容易肥胖。以往,营养学家一直相信,多数人的体内都有热量摄入的监测装置,它能根据人体所需的热量来调节热量的摄入。加拿大科学家的研究则表明,这项监测装置并不对酒精或脂肪所提供的热量起反应,因此即使人们吃高脂肪食物并饮酒,食欲并不受抑制。加拿大科学家的两项研究中,有一项是对 351 名平均年龄为 44 岁的男性和 350 名平均年龄为 42 岁的女性,研究其饮食记录,结果发现这些男女的每天饮酒量与其每天热量摄入总量有显著的相关性,饮酒增加了蛋白质的摄入和减少了糖类的消耗。另一项研究是对 8 名平均年龄为 36 岁的研究对象进行 4 次 2d 的进食试验。提供的食谱有 4 种类型,由受试者任选,并且可以尽量吃。结果发现,凡进食高脂肪食物而且饮酒者,其每天摄入的热量最高;而进食低脂食物且饮用不含乙醇的饮品者,其每天摄入的热量最低。因此,饮酒不仅不会抑制进食,而且还会导致热量摄入的增加。

也有研究得出不同的结论,如哈佛大学 Coldity 等的研究表明,女性饮酒与 BMI 之间呈负相关,女性饮酒还与总糖类摄入呈负相关。酒精在脂肪代谢和热量平衡方面的作用有待于进一步研究。

(4)吸烟与肥胖。吸烟可增加静息热量消耗,因此相同条件下吸烟者体重往往比不吸烟者为轻。CADE 等对 2340 个对象的研究表明,吸烟者比不吸烟者和已戒烟者的 BMI 低,其中男性戒烟者的 BMI 最高,男性吸烟者的 BMI 最低。已有研究表明,长期吸烟者戒烟后,通常会出现体重增加的现象,吸烟者的平均体重比已戒烟者轻,而从未吸烟者的体重处于两者之间。戒烟后体重增加的机制还不很清楚,可能与以下几种因素有关:①吸烟可增加静息热量消耗,戒烟后,每天热量代谢减少;②吸烟者戒烟后,其饮食行为往往发生了改变,甜食和其他含糖类丰富的小吃摄入增加,导致每天热量摄入增加。

(5)生活方式与肥胖。科技的发展改变了我们的生活方式,给我们的生活带来很多的便利,但同时也带来不少负面影响。如汽车、电视的普及,使人们活动的机会越来越少,而静坐和卧床的时间则越来越长。另外,社会竞争日益激烈,生活节奏越来越快,人们用来锻炼的时间也越来越少,这些都大大增加了肥胖发生的可能性。

(6)受教育水平和经济状况与肥胖。有研究表明,受教育水平和经济状况也和肥胖的发生有着直接的关系,对女性的影响尤为明显。在发达国家或地区,受过良好教育且经济状况较好者,往往能认识到肥胖对自身形象和身体健康带来的不利影响,也有条件有时间进行必要的体育锻炼,因而肥胖的发生率较低;而没受过良好教育、经济状况较差者则相反。在欠发达国家和地区,受过良好教育且经济状况较好者,其肥胖的发生率往往要高于没受过良好教育、经济状况较差者,因为前者能获得足够甚至过剩的营养,后者则多是为解决温饱问题而奔波,他们的热量摄入仅仅能维持热量的消耗。

3. 下丘脑与高级神经活动　饱食中枢位于下丘脑腹内侧核,摄食中枢位于下丘脑腹外侧核,它们之间有神经纤维联系,在功能上相互调节、相互制约。动物实验证明,这两个中枢受机体内糖、脂肪及氨基酸的影响。所以当下丘脑病变或体内某些代谢改变时可影响食欲中枢发生多食,产生肥胖。这是下丘脑综合征的主要原因。单纯性肥胖时多认为下丘脑有功能性改变。大脑皮质高级神经活动,通过神经递质影响下丘脑食欲中枢,在调节饥饿感和饱食方面发挥一定作用。精神因素常影响食欲,食欲中枢的功能受制于精神状态。当精神过度紧张而肾上腺素能神经受刺激伴交感神经兴奋时,食欲受抑制;当迷走神经兴奋而胰岛素分泌增多时,食欲亢进。已知刺激下丘脑腹内侧核促进胰岛素分泌,故食欲亢进;刺激腹中核则抑制胰岛素分泌而加强胰高血糖素分泌,故食欲减退。表明高级神经活动是通过自主神经影响下丘脑食欲中枢及胰岛素分泌,进而产生多食肥胖或厌食消瘦。

4. 内分泌因素　除下丘脑因素外,体内其他内分泌激素紊乱也可引起肥胖。其中胰岛素变化被公认为肥胖发病机制中最关键的一环,其次为肾上腺皮质激素的变化。

(1)胰岛素。胰岛素是胰岛 β 细胞分泌的激素。其功能是促进肝细胞糖原合成,抑制糖异生;促进脂肪细胞摄取葡萄糖合成脂肪,抑制脂肪分解。后两种作用在肥胖症发病机制中特别重要。肥胖症者胰岛素分泌有以下特点。①空腹基础值高于正常水平;②口服葡萄糖耐量试验过程中,随血糖升高,血浆胰岛素更进一步升高;③血浆胰岛素高峰往往迟于血糖高峰,故在餐后 3～4 小时可出现低血糖反应。近年还发现,肥胖患者胰岛素受体数量及亲和力均降低,存在胰岛素不敏感性和抵抗性。由于存在胰岛素不敏感和抵抗,为满足糖代谢需要,胰岛素必须维持在高水平,而高胰岛素血症对脂肪细胞和脂肪代谢来说,会使脂肪合成增加,分解减少,使肥胖进一步发展。肥胖症者体重减轻至正常后,血浆胰岛素水平及胰岛素受体可恢复正常,表明这种改变是继发性的。

(2)肾上腺糖皮质激素。肾上腺糖皮质激素是肾上腺皮质束状带分泌的激素,在人体中主要为皮质醇。单纯性肥胖者可有一定程度的肾上腺皮质功能亢进,血浆皮质醇正常或升高;而在继发性肥胖中,库欣综合征血浆皮质醇明显增高。由于血浆皮质醇增高,血糖升高,引起胰岛素升高,后者导致脂肪合成过多,形成肥胖。由于躯干及四肢脂肪组织对胰岛素和皮质醇反应性不同,故呈向心性肥胖。

(3)生长激素。生长激素是垂体前叶分泌的一种蛋白质激素,具有促进蛋白质合成,动员储存脂肪及抗胰岛素作用,但在作用的初期,还表现为胰岛素样的作用。生长激素与胰岛素在糖代谢的调节中存在着相互拮抗作用。如果生长激素降低,胰岛素作用相对占优势,可使脂肪合成增多,造成肥胖。现已证实肥胖患者生长激素基础水平降低,以及精氨酸、低血糖、饥饿和体育活动等刺激条件下分泌反应也是低水平的,结果在饥饿和体育活动时大量能量就不能来自脂肪分解。如禁食2天,正常人血浆生长激素从10微克/升上升到15微克/升,而肥胖者从2微克/升上升至5微克/升。这种变化会随着肥胖消失而恢复正常。

(4)甲状腺激素。甲状腺激素与肥胖症的关系尚不明确。肥胖者一般不存在甲状腺功能异常,即使肥胖者基础代谢率可能比正常人稍低,也不代表甲状腺功能低下。偶见两者合并存在。

(5)性腺激素。男性性激素主要为睾酮,90%以上由睾丸合成和分泌。在女性可由卵巢、肾上腺皮质合成和分泌少许。雌激素和孕激素,主要由卵巢合成和分泌。性激素本身并不直接作用于脂肪代谢。女性机体脂肪量多于男性,女性机体脂肪所占百分率明显高于男性,皮下脂肪除个别部位外,一般比男性相应部位厚度增加一倍。在妇女妊娠期、绝经期、男性或雄性家畜去势后均可出现肥胖。但其机制尚不清楚。有认为绝经期肥胖与垂体促性腺激素分泌过多有关。动物去势后胰岛增生肥大,胰岛素分泌增多,促进脂肪合成。除少数性腺功能低下性肥胖外,一般肥胖者不存在性激素分泌紊乱。

(6)胰高血糖素。胰高血糖素由胰岛 α 细胞分泌,其作用和胰岛素相反,抑制脂肪合成。肥胖患者胰高血糖素是否有紊乱,有待研究。

(7)儿茶酚胺。儿茶酚胺是由脑、交感神经末梢、嗜铬组织(主要是肾上腺髓质)生成的,能促进脂肪分解,大脑皮质通过儿茶酚胺及5羟色胺调节下丘脑功能,交感神经通过儿茶酚胺调节胰岛素分泌。肥胖患者脂肪组织对儿茶酚胺类激素作用不敏感,但体重减轻后可恢复正常。

5. 瘦素与肥胖　　在 Leptin 发现以前,人们一直在推测,人的血液循环中可能存在一种信号蛋白,通过该信号蛋白,中枢神经系统可以对体内脂肪储存量进行调节。1950 年,Ingalls 等发现一株近亲繁殖小鼠的肥胖是由一个基因发生了隐性突变引起的,遂将此基因命名为肥胖基因。1994 年 Zhang 等成功克隆了小鼠和人的肥胖基因,并且鉴定了它们所表达的蛋白,这种蛋白被命名为瘦素(Leptin)。从此人们才认识到 Leptin 就是连接外周与中枢的饱感信号。肥胖基因和瘦素的发现开辟了肥胖研究的新纪元,从而使肥胖研究真正进入分子时代。

(1)瘦素基因(obesegene,obgene)。人类的 obgene 为一长为 18～20kb 的单一基因,它位于 7g31.3 处,含 3 个外显子和 2 个内含子(分别为 10.6kb 和 2.3kb),外显子和内含子之间通过 GT/AG 连接,5′端侧翼序列有 TATA 盒、GC 盒和一些顺式作用组件,包括 3 个 CEBP 结合序列,1 个 E 盒和 1 个 AT 2 结合区。obgene 可在多种组织表达,但具有一定的组织特异性,在脂肪组织中表达最强,它的表达与机体组织中的脂肪含量相关。在不同的个体中,obmRNA 的表达水平不同,在同一个体不同部位的脂肪组织中 obmRNA 水平也不相同,皮下脂肪组织中的 obmRNA 水平要比其他部位脂肪组织中的 obmRNA 水平高。

obgene 突变会导致瘦素生成障碍,从而造成肥胖,如 obgene 的 133 位鸟嘌呤核苷酸缺乏者血瘦素水平极低,是同族早发肥胖青春期前儿童肥胖的病因。1997 年,Montague 等鉴别出两例 9 岁堂妹具有纯合性瘦素基因移码突变,出现严重肥胖,用重组 leptin 治疗其中一例女孩,经皮下给药体重持续减轻,主要是体脂减少。导致肥胖的 ob 基因突变并不多见,绝大多数肥胖者其 ob 基因正常,这说明 ob 基因突变并不是导致肥胖的主要原因。

(2)瘦素与 OBR 瘦素受体。瘦素(Leptin)源于希腊语 Leptos,意思是瘦、苗条。瘦素命名比较混乱,又称消瘦素、苗条素、瘦蛋白、瘦因子、抗肥胖因子等。瘦素是由肥胖基因编码的脂肪组织分泌的一种蛋白质激素,是由 167 个氨基酸组成的多肽,在从脂肪细胞分泌入血的过程中,切除了 N 端由 21 个氨基酸构成的信号肽,成为由 146 个氨基酸组成的成熟蛋白,分子量为 16 000,以单体的形式存在于血液循环中。

(3)瘦素分泌的调节。瘦素由末梢组织中的白色脂肪组织分泌,与腹腔内脂肪组织相比,皮下脂肪组织中瘦素的 mRNA 的表达较多。很多因素都可影响瘦素的分泌,归纳起来可分为以下几类。

① 身体脂肪量：身体脂肪量越多，血中瘦素的水平就越高，血浆瘦素水平与体重指数（BMI，kg/m²）及体脂含量正相关。

② 昼夜节律性：瘦素的分泌具有昼夜节律性，波峰出现在晚上，波谷在白天。相对正常体重者，肥胖者瘦素分泌的昼夜波动较小。

③ 性别：血清瘦素水平还受性别的影响，女性血清瘦素浓度为男性的 2～3 倍。这种性别差异是由于机体睾酮水平不同所致，与雌激素水平无关，因为绝经后女性血瘦素仍高于男性。

④ 年龄：年龄与瘦素水平成负相关，年龄越大，瘦素水平越低。

⑤ 瘦素调节：环路上各种激素、生物活性物质的改变由于瘦素是调节热量代谢的激素，因而也受参与热量代谢的其他激素的影响，如糖皮质激素可以刺激脂肪细胞分泌瘦素，抑制瘦素的中枢降低食欲作用；肾上腺素和甲状腺素可抑制瘦素生成；肿瘤坏死因子 α（TNF-α），雌激素和胰岛素可促进瘦素 mRNA 表达，升高血中瘦素浓度；雄激素可抑制瘦素分泌。

（4）瘦素对机体的作用。① 调节热量平衡，瘦素可以降低食欲，控制饮食，增加新陈代谢率。其中介物可能是 NPY，Agoutirelatedprotein（AGRT）等。受瘦素正调节的肥胖相关因子有：阿片促黑激素可的松原（POMC）、生长激素、促肾上腺皮质激素释放激素（CRH）、去甲肾上腺素、R内啡肽、强啡肽等；受瘦素负调节的肥胖相关因子有：胰岛素、糖皮质激素（GC）、促甲状腺激素释放激素（TRH），胰高血糖素样多肽（GLP 1）、生长激素释放抑制因子（somatostatin），5 羟色胺、胆囊收缩素（CCK）、神经降压素（neurotensin），Bombesin 等。②作用于下丘脑-垂体-性腺轴，触发青春期，与生殖和性发育有关。③促进骨髓造血细胞分化，增加外周白细胞。

（5）瘦素调节热量平衡的机制。瘦素是将机体脂肪贮存量的信息传至大脑的信息分子，通过 NPY、Mc-4 受体及 MSH 等调节机体的热量平衡及脂肪贮存量。血瘦素与受体结合后，使 NPY 合成释放下降，POW 表达增加，激动 Mc-4，agouti 相关肽减少，增食欲素下降，抑制摄食。NPY 的减少，解除了对交感神经系统的抑制，使之启动，交感活性增加，热量消耗增多。

①抑制食欲，减少能量摄取：当瘦素从脂肪细胞分泌入血后，与血中的 Lep-Re 结合，转运至脉络膜，瘦素在此与 Lep-Ra 结合，被转运入脑脊液，然后瘦素与下丘脑 Lep-Rb 结合，作用于下丘脑的腹内侧核（VMH）、室旁核（PVN）、弓状核（ARC），致使下丘脑 NPY 合成减少，同时刺激 Mc-4 受体及其配体 MSH，从而抑制食欲，减少热量摄取。下丘脑神经肽在瘦素的作用

过程中起着中介作用。其中最引人注目的是神经肽 Y（NPY），这是一种广泛存在于在脑中的神经递质，它由下丘脑弓形核神经元分泌和产生，通过促进摄食、抑制热量消耗、促进胰岛素分泌，具有使身体脂肪向蓄积方向发展的作用。NPY 对能量平衡的调节起源于弓状核，通过轴突作用于室旁核，后者是调节能量平衡的主要部位。瘦素抑制摄食的作用是通过 melanocortin 受体 4（MCR 4）来实现的，MCR 4 功能障碍则伴随食欲亢进而诱发肥胖。

② 增加能量消耗，抑制脂肪合成，促进脂肪分解：瘦素在丘脑下部的 PVN、LHA、VMH 等交感神经中枢有受体分布，与受体结合后增加交感神经系统的活性，外周去甲肾上腺素的释放增加、黄体生成素释放激素分泌增加，激动脂肪细胞膜上的受体，使去偶联蛋白的表达增加，促进脂肪分解，增加热量消耗，抑制脂肪合成。与此同时，去甲肾上腺素持续作用使 UCP 1 基因直接表达，进一步导致 BAT 的增生。瘦素还可通过抑制乙酰 CoA 羧化酶基因的表达，调节脂肪氧化酶 mRNA 表达，直接抑制脂肪组织中脂类的合成，促进其降解。

（6）瘦素抵抗性。瘦素缺乏引起的肥胖只占 5%，绝大多数肥胖者的瘦素 mRNA 水平和血中瘦素浓度不仅没有下降，还大大高于正常人，瘦素生理作用之一的"减肥"效果并未出现，这就是通常说的瘦素抵抗性。产生瘦素抵抗性的原因尚不清楚，可能有以下几种。

①瘦素受体异常：由于长期高瘦素水平导致受体数目下降或功能障碍。有研究表明肥胖患者 OBRL 和 OBRs 数目下降，mRNA 表达下调。

② 血中游离瘦素和结合瘦素比例失调：有研究表明，胖人和瘦人血中游离/结合瘦素比例不同。一般来讲，蛋白结合形式的激素在生物学活性上表现为低值，而游离状态激素的比例越高，对生物体的影响越大。瘦素在血中有 10%～40% 与一种高亲和力大分子结合，失去活性。瘦素受体中不含膜贯通区域的 OBRe 有可能即相当于这种结合蛋白。

③瘦素向中枢神经系统传递机制的障碍：研究发现肥胖者血清（浆）瘦素浓度是正常人的 3 倍，而其脑脊液瘦素仅比正常人高 30%，所以人类肥胖者的血清与脑脊液浓度的比值小于正常人，故说明人类脉络膜对瘦蛋白的转运有饱和现象，从而使瘦素进入大脑速度减慢，结果瘦素转运至脑脊液障碍，导致了肥胖的发生。

④ 瘦素信号转导通路缺陷：如原阿片黑皮素（POMC）的编码基因缺

陷，MSH 受体缺陷可间接引起瘦素抵抗。

⑤ 长期进化的结果：Flier 以节俭基因型（thriftygeontype）理论分析，认为瘦素抵抗可能是长期进化的结果。

三、肥胖症的病理改变

正常脂肪组织主要由脂肪细胞、少数成纤维细胞和少量细胞间胶原物质组成。脂肪组织所含脂肪都存在于脂肪细胞内，在神经、体液因素影响下，中性脂肪合成和分解代谢极为活跃。脂肪组织平均含脂肪约 80%，含水约 18%，含蛋白质约 2%。深部脂肪组织比皮下脂肪组织含水略多。肥胖者脂肪组织含水比瘦人多些。肥胖者体重下降后，脂肪组织减少，脂肪组织含水也减少。

肥胖时不同部位皮下脂肪组织的脂肪细胞大小不同。正常人皮下脂肪细胞平均长 67～98 微米，每一脂肪细胞含脂量约 0.60 微克，肥胖时，脂肪细胞明显肥大，皮下脂肪细胞长达 127～134 微米，增大 50%～100%，每一脂肪细胞含脂量为 0.91～1.36 微克。当肥胖发生和发展很快时，一般仅见脂肪细胞肥大，当缓慢长期持续肥胖时，脂肪细胞既肥大，同时数量也增多。一个正常人全身脂肪细胞数可从 $(2.68\pm0.18)\times10^{10}$ 增至 $(7.70\pm1.35)\times10^{10}$，脂肪细胞数增加了 3 倍。一般认为，脂肪细胞肥大和增生在肥胖症发生、发展过程中并不完全一致，正常女性脂肪细胞较男性多。既往无肥胖史的老年性肥胖主要是脂肪细胞肥大。长期严重肥胖的成年患者，除脂肪细胞肥大外，多少伴有脂肪细胞增生。出生时体重超重，婴儿期明显肥胖，青春发育期肥胖，到了成年大都要肥胖。这种成年肥胖患者，其脂肪细胞肥大和增生同时并存，可见婴幼儿期是否肥胖是脂肪细胞多少的关键时期。在这一年龄段，比其他年龄段更适合脂肪细胞增生。

脂肪组织按照颜色、血管神经分布及脂肪细胞结构的不同，一般将脂肪组织分为白色脂肪组织和棕色脂肪组织两类。白色脂肪组织呈白色或黄色，脂肪细胞中含有单个与细胞等大的脂滴，称之为单泡脂肪组织，其中血管神经不太发达，体内绝大部分脂肪组织属此类；棕色脂肪组织，脂肪细胞中含有许多分散小滴脂肪，称为多泡脂肪组织，血管神经较丰富，在人体分布范围有限，仅分布在肩胛间、颈项部、腋窝部、纵隔及肾周围。褐色脂肪组织在功能上是一种产热器官，当机体摄食或受到寒冷刺激时，褐色脂肪内脂肪燃烧,从而产生热能供给人体需要。褐色脂肪组织这一产热组织直接参与体内热量的总调节,将体内多余热量向体外散发,使机体能量代谢趋于平衡。研究发现,肥胖大鼠的褐色脂肪组织数量减少,并为白色脂肪组织所替代,当控制体重成功后,正常分布区的褐色脂肪组织数量增加,白色脂肪消失。

四、肥胖症的分类

(一)根据病因分类

1. 单纯性肥胖　是指只有肥胖而无任何器质性疾病的肥胖症,这类肥胖占肥胖总数的 95% 以上,也是临床治疗的重点。单纯性肥胖的分类有多种,按肥胖的程度可分为轻、中、重等级。按脂肪的分布可为全身性均匀性肥胖、向心性肥胖、上身或下身肥胖、腹型和臀型肥胖等。

2. 继发性肥胖　指病因明确的肥胖。

(二)根据肥胖的特征分类

1. 体质性肥胖　自幼肥胖,脂肪细胞增生肥大,分布全身,又叫脂肪细胞增生肥大型肥胖症、幼年起病型肥胖症。

2. 获得性肥胖　脂肪多分布于躯干,脂肪细胞仅有肥大而无数量上的增生,患者大多在 20 岁以后因营养过度及遗传因素引起,又称脂肪细胞单纯肥大型肥胖病、成年起病型肥胖病。

五、肥胖症的临床表现

(一)主要表现

肥胖症的临床表现为全身或局部脂肪沉积过多和由此造成的机械性损害及引起的多种疾病和代谢改变而出现的各种症状。可见于任何年龄,以 40－50 岁为多,60 岁以上亦不少见。男性脂肪分布以颈部及躯干、腹部为主,四肢较少;女性则以腹部、腹以下臀部、胸部及四肢为主。新生儿体重超过 3.5 千克,特别是母亲患有糖尿病的超重新生儿就应认为是肥胖症的先兆。儿童生长发育期营养过度，可出现儿童肥胖症。生育期中年妇女经2～3次妊娠及哺乳之后，可有不同程度肥胖。男人40岁以后，妇女绝经期，往往体重增加，出现不同程度肥胖。

肥胖主要表现为脂肪的大量堆积，根据脂肪分布不同，表现为"梨型"，即脂肪主要分布在臀部、股部、大腿，还有"苹果型"，脂肪主要分布在腹部，尤其是腹内，有人亦称为"腹型肥胖"。男性肥胖脂肪分布以颈项部、躯干部和头部为主，女性则以腹部、下腹部、胸部乳房及臀部为主。

1. 一般症状　体重超过标准10％～20％，一般没有自觉症状。由于水肿致体重增加者，增加10％即有睑部肿胀、两手握拳困难、两下肢沉重感等自觉症状。体重超过标准30％以上方表现出一系列临床症状。中、重度肥胖者上楼时感觉气促，体力劳动易疲劳，怕热多汗，呼吸短促，下肢轻重不等的水肿。有的患者日常生活如弯腰提鞋穿袜均感困难，特别是饱餐后，腹部膨胀，不能弯腰前屈。负重关节易出现退行性变，可有酸痛。脊柱长期负荷过重，可发生增生性脊椎骨关节炎，表现为腰痛及腿痛。皮肤可有紫纹，分布于臀部外侧、大腿内侧及下腹部，较皮质醇增多症的紫纹细小，呈淡红色。由于多汗，皮肤出现折皱糜烂、皮炎及皮癣。随着肥胖加重，行动困难，动则气短、乏力。长时期取坐卧位不动，甚至嗜睡酣眠，更促使肥胖发展。归纳起来主要有以下症状。

（1）食欲亢进。胃纳多，食欲亢进，善饥多食，既是导致肥胖的原因，也是肥胖症重要的表现。

（2）疲劳嗜睡。由于大量脂肪堆积体内，导致负担过重，体力下降，在活动时需要消耗较常人更多的能量，耗氧量亦增多，故肥胖者一般不喜欢运动，活动少而思睡，稍多活动或体力劳动后易疲乏无力。患者摄氧量相对不足，加上肺泡换氧不足，易出现低氧血症而使肥胖患者容易出现疲劳嗜睡状态。还由于呼吸困难可能严重干扰睡眠，引起短暂的呼吸暂停（睡眠窒息），导致白天嗜睡。

（3）怕热多汗。由于皮下脂肪层增厚，肥胖人身体表面积与体重相比相对较小，不能有效排出身体热量，使体温不易以辐射和传导的方式散失出去，而是通过出汗来降低体温，来保持体温的恒定，所以比瘦人要怕热、出汗多。

（4）呼吸困难。肥胖者胸腹部脂肪较多时，腹壁增厚，横膈抬高，换气困难，在膈下和胸壁中堆积的过多脂肪组织压迫肺，即使活动量很小，也会引起呼吸困难和气促。

(5)关节痛。由于重力的原因,关节长期承受超标的体重造成的机械性的损害,常常出现在下肢关节,如髋部、膝和踝关节等,也有代谢原因造成的四肢关节痛,如嘌呤代谢异常,血浆尿酸增加造成的痛风。

2. 内分泌代谢紊乱 空腹及餐后高胰岛素血症,基值可达 30 微单位/毫升,餐后可达 300 微单位/毫升,比正常人约高出 1 倍。由于脂肪、肌肉、肝细胞等胰岛素受体数降低而对胰岛素不敏感,患者糖耐量常减低。总脂、胆固醇、三酰甘油及游离脂肪酸常增高,呈高脂血症与高脂蛋白血症,此为诱发糖尿病动脉粥样硬化、冠心病、胆石症等的基础。血浆氨基酸及葡萄糖均有增高倾向,形成刺激胰岛 β 细胞的恶性循环,使肥胖加重。甲状腺功能一般正常,如进食过多时 T_3 可高,反 T_2 可偏低,基础代谢率偏低。血中皮质醇及 24 小时尿 17-羟可增高,但昼夜节律正常及地塞米松抑制试验正常。饥饿时或低血糖症中生长激素分泌减少,促进脂肪分解作用减弱。女性患者可有闭经、不育及男性化,男性可有阳痿。

3. 匹克威克综合征(肺心综合征) 这是严重肥胖症的一个临床综合征。由于腹腔和胸壁脂肪组织太多,影响呼吸运动,肺部通气不良,换气受限,导致二氧化碳潴留,血二氧化碳结合率超过正常范围,呈呼吸性酸中毒;血二氧化碳分压升高,动脉血氧饱和度下降,氧分压下降,出现发绀,红细胞增多;同时静脉回流瘀滞,静脉压升高,颈静脉怒张,肝大,肺动脉高压,右心负荷加重;由于脂肪组织大量增加,血总循环量随之增加,心输出量和心搏出量加大,加重左心负荷,出现高搏出量心衰,构成匹克威克综合征。患者表现为呼吸困难,不能平卧,间歇或潮式呼吸,脉搏快速,可有发绀、水肿、神志不清、嗜睡、昏睡等。

4. 消化系统表现 食欲持续旺盛,善饥多食,多便秘、腹胀,好吃零食、糖果、糕点及甜食;部分患者不及时进食可有心悸、出汗及手颤。伴胆石症者,可有慢性消化不良、胆绞痛。肝脂肪变性时肝大。

5. 并发症

(1)增加死亡率:肥胖者的死亡率比正常体重者有明显的增高,随着体重的增加,死亡率也有所增加。研究表明,肥胖者因糖尿病而死亡者比正常体重组明显增高为 383%(男性)及 372%(女性);其次是肝硬化、阑尾炎、胆石症的死亡率,肥胖者也增加 1 倍左右;心血管、肾病及意外事故的死亡率也较高。

（2）高血压：肥胖者患高血压的概率要比非肥胖者高。肥胖者常伴有心输出量和血容量增加，但在血压正常的肥胖者，周围血管阻力降低，而有高血压的肥胖者周围血管阻力正常或升高。高血压为肥胖症高死亡率的重要因素。

（3）冠心病：肥胖者发生冠心病远高于非肥胖者。其原因有以下方面。①体重超过标准，引起心脏负担加重和高血压；②肥胖者多喜欢吃油腻食物，进食过多的饱和脂肪酸，促进动脉粥样硬化形成；③高三酰甘油血症、高胆固醇血症及高脂蛋白血症，使血液黏稠度增加，血凝固性增加，易发生动脉粥样硬化、微循环障碍及冠状动脉栓塞；④体力活动减少，冠状动脉侧支循环削弱或不足。同时肥胖时体重负担增加，也是促进冠心病产生心衰的原因之一。

（4）糖尿病：肥胖症患者发生 2 型糖尿病的发病率 4 倍于非肥胖成人。肥胖常为糖尿病早期表现，中年以上发病的 2 型糖尿病者有 40%～60% 起病时和早期有多食和肥胖。糖尿病的发病率与肥胖成正比。肥胖的糖尿病者起病前摄食过多，刺激 β 细胞过度而失代偿时发生糖尿病。肥胖者脂肪组织对胰岛素较不敏感，糖进入肥大的脂肪细胞膜时需较多胰岛素，于是脂肪越多者，对胰岛素要求越多，使 β 细胞负担过重终至衰竭，出现糖尿病。一般肥胖症初期空腹血糖正常，糖耐量试验在服糖后 3 或 4 小时有时出现低血糖反应，因迟发性高胰岛素血症所致。随病情进展糖耐量逐渐下降，餐后 2 小时血糖高于正常，然后空腹血糖升高，终于出现糖尿病。当体重恢复正常时，糖耐量可恢复正常。

（5）胆囊炎、胆石症及脂肪肝：由于肥胖、消化功能及肝功能紊乱，高热量饮食、油腻食物及脂类代谢紊乱，使胆固醇过多达饱和状态，而发生胆结石，主要为胆固醇结石，其发生率较正常体重者高 1 倍。胆石症可发生胆绞痛，继发感染时出现急性或慢性胆囊炎。有 68%～94% 的肥胖症患者，其肝有脂肪变性，过半数肝细胞有脂肪浸润者占 25%～35%。肥胖者的肝脂肪酸和三酰甘油浓度均比正常者高。

（6）感染：肥胖者对感染的抵抗力降低，易发生呼吸系感染。肺炎发生率较高。皮肤折皱处易磨损引起皮炎，皮肤疖肿、泌尿系及消化系感染发生率也高。有报道阑尾炎发生率为正常人的 2 倍。在急性感染、严重创伤、外科手术及麻醉情况下，肥胖者应激反应差，往往病情险恶，耐受手术及麻醉能力低，术后恢复慢，并发症及死亡概率增加。

此外,肥胖者身体反应变得缓慢,易于遭受各种外伤、车祸等意外,易发生骨折及严重的肢体受伤。部分患者可引起心理障碍。妊娠前及妊娠期间体重增加可影响产程及后果,据报道体重较重的产妇并发妊娠高血压综合征和糖尿病均较体重较轻的产妇多,需施行剖宫产者亦较多,产程较长,新生儿的平均出生体重也较重。

(二)辨证分型

早在二千多年前,中医已经有对肥胖病的记载,最早见于《内经》,如《灵枢·卫气失常篇》,"黄帝曰:何以度知其肥瘦?岐伯曰:人有肥、有膏、有肉,……腘肉坚满者肥,腘肉不坚,皮缓者膏,皮肉不相离者肉。"将肥胖患者分为"有肥、有膏、有肉"3种基本类型。同时《灵枢·逆顺肥瘦篇》叙述了肥胖病的特点为"广肩腋项,肉薄厚皮而黑色,唇临临然,其血黑以浊,其气涩以迟"。

肥胖的病因不同,表现也有差异,根据症状可分为以下证型。

1. 脾胃积热型

(1)症状表现:常见于青少年,形体肥胖健壮,面色红润,精神饱满,食欲亢进,消谷善饥,口干、口苦,大便秘结,小便黄,易上火,生口疮,口臭,体味较大,时有脘腹胀满或胃脘灼痛,舌红苔黄腻,脉弦滑有力。

(2)分析。青少年正值生长发育阶段,需摄入较多营养物质,应之脾胃功能旺盛,故见食欲亢进,消谷善饥,气血生化充足,濡养身形,常见形体肥胖健壮,面色红润,精神饱满,摄食过频,运化不及,饮食物停留胃脘,可见脘腹胀满,日久化热则胃脘灼痛,伤津耗气,不能上承则口干、口苦、口疮、口臭,大小肠失于濡养则大便秘结,小便黄。舌红苔黄腻,脉弦滑有力皆为一派脾胃积热之象。

2. 脾虚不运型

(1)症状表现:肥胖臃肿,神疲乏力,身体困重,嗜睡,饮食如常或偏少,既往多有暴饮暴食史,四肢轻度水肿,晨轻暮重,劳累后加重,小便不利,大便溏泻或便秘,舌淡胖边有齿痕,苔薄白或白腻,脉濡细。

(2)分析:素体脾气虚弱,或曾暴饮暴食损伤脾胃之气,故常见饮食减少,脾胃为气血生化之源,脾虚则气血生化乏源,血不足无以养神,则神疲乏力,身体困重,嗜睡,气不足无以推动水液运行,则肥胖臃肿,小便不利,四肢轻度水肿,清晨阳气升发,傍晚阳气收藏,故水肿晨轻暮重,劳累后耗损气力,亦加重水肿。脾气虚不能运化水液,水液下注大肠则大便溏泻,或脾胃气虚,饮食物在肠中停滞过久则便秘。舌淡胖边有齿痕,苔薄白或白腻,脉濡细为脾虚之舌脉。

3. 痰湿内盛型

(1)症状表现:多见于中年妇女,形体肥胖臃肿,腹部松软肥厚,肌肉无力下坠,四肢沉重,身困懒动,面目郁胀,胸膈痞满,痰涎壅盛,神疲嗜睡,头晕目眩,喝水较少,口不渴,咽喉痰多,白带量较多,大便不调,舌体胖大色淡有齿痕,舌苔白腻或白滑,脉濡缓。

(2)分析:先天痰湿体质或过食膏粱厚味导致多余部分变成脂肪,长期肥胖可以影响脾胃运化的功能,损伤脾气,则可以出现体态臃肿,身倦喜卧,胸闷气短,腹满腹胀,舌淡胖大有齿痕,苔白腻或白滑,脉濡缓。

4. 气滞血瘀型

(1)症状表现:多见于女性,形体肥胖,面色紫红或暗红,胸闷胁胀,经常有头痛、胸痛、胁痛,月经不调,性情急躁易怒,夜不能寐或夜寐不安,食欲亢进,大便秘结,舌质瘀暗或有瘀斑瘀点,舌下瘀筋,脉涩或沉弦。

(2)分析:肝失疏泄,气机不畅,影响脾胃运化水谷及水液代谢的功能,也影响了胆汁的排泄,不能帮助运化水谷,则引起肥胖。胸胁苦满,胃部胀满,呃逆,妇女月经不调,失眠多梦,舌质瘀暗或有瘀斑瘀点,舌下瘀筋,脉涩或沉弦。

5. 脾肾阳虚型

(1)症状表现:形体肥胖,肌肉松软无力,肤色㿠白,颜面虚浮,精神萎靡,气短乏力,自汗气喘,动则更甚,形寒怕冷,腰膝冷痛,下肢水肿,小便清长,昼少夜频,大便溏烂,白带清稀,性欲缺乏,舌质胖嫩,舌苔润白,脉沉迟。

(2)分析:脾气虚不能化湿而致脂肪存于皮下;肾阳虚则不能化气行水,通利小便,则使水湿内停,加重了肥胖。一般表现为形体肥胖,倦怠乏力,腰背酸痛,头晕气短,四肢凉,下肢水肿,舌质胖嫩,舌苔润白,脉沉迟。

六、肥胖症常用检查方法

虽然肥胖的定义为体内脂肪量占体重的 20%以上,但迄今为止尚没有直接测定体内脂肪总量的方法,目前都是通过间接方法来测量,有的是用一般的测量仪器,如体重仪、皮尺、游标卡尺等,有的是用一些特殊的仪器,如

B超、CT、MR 及测定放射元素的精密仪器等。以下是一些常用的检查方法。

(一)一般检查方法

1. 标准体重法　人体的身高和体重,身体各部分的组成呈一定的比例,因此可根据测量的身高、体重的结果来计算理想体重,再与被检者实际体重进行比较以评定肥胖。人体测定中有些结果是反映全身肥胖;有些是反映局部脂肪贮积情况(即脂肪的分布)。大多数人体测量的方法所得结果只算出体重,并不能反映体内脂肪量,因此根据人体测量结果评定肥胖必须结合肉眼观察来综合判断。标准体重法是根据身高与体重在男女中有比较恒定的比例关系而确定。其方法简单,但只是粗略估计。其计算公式如下几种。

①标准体重(kg)=身高(cm)-100,此公式简单、实用。

②男性标准体重(kg)=身高(cm)-105 ;女性标准体重(kg)=身高(cm)-100,此公式更适合亚洲国家采用。

③标准体重(kg)=[身高(cm)-100]×0.9,此公式最为常用。

④(北方人)标准体重(kg)=[身高(cm)-105]×0.6 + 50;

(南方人)标准体重(kg)=[身高(cm)-105]×0.6 + 48。此公式是由军事科学院推出的计算中国人标准体重的方法。

上述的计算方法,可根据不同情况而选用,国内外有关专家对不同性别、不同年龄、不同身高的人群进行调查测定,制定了各类标准体重表,根据自己的身高体重查出标准的体重数。如果被检者实际体重超过由身高计算出来的标准体重的 10% 为超重,20% 则判定为肥胖。

2. 体重指数(body mass index,BMI)　此方法的原理也是根据身高与体重有较恒定的关系。过去为寻求更好地反映实际肥胖情况曾探讨了许多公式,如 $W/H(m)$,W/H^3、W^3/H (ponderale index),W/H^2,最终选取最后的公式[式中 W 为体重(kg),H 为身高(m)]。计算公式为体重指数(BMI)= 实际体重(kg)÷[身高(m)]^2

我国人 BMI 的正常值在 24 以下,大于 24 为超重,大于 26 为轻度肥胖,大于 28 为中度肥胖,大于 30 为重度肥胖。国外肥胖的人较多,根据 BMI结果对肥胖的分级标准为:轻度 30.0~34.9,中度 35.0~39.9,重度≥40。BMI<18.5 则为低体重。

BMI 与总体脂有明显相关。根据 BMI 可计算体脂百分率,其计算公式如下:男性体脂% = 1.218(W/H^2) - 10.13;女性体脂% = 1.48(W/HZ) - 7。

3. 标准体重百分率 将被检者实际体重与同年龄、同性别的标准体重进行比较。其计算公式为:标准体重百分率=被检人实际体重/标准体重×100,≥120%为轻度肥胖,≥126%为中度,≥150%为重度。

4. 腰身比值 即在脐孔水平所测腰腹围长度与身高长度(均以 cm 为单位)之比(W/L)。一般认为 W/L>0.60 为腹型肥胖,W/L<0.60 则为非肥胖。

5. 腰臀比值(WHR) WHR 为以脐为标志的腰腹围长度与以髂前上棘为标志的臀部围长(以 cm 为单位)之比所得比值。有学者发现,男性 WHR 为 0.94,女性 WHR 为 0.88 时与腹部内脏脂肪堆积的相关性腰围比 WHR 更好,因此用来评估腹部内脏脂肪堆积比 WHR 好,且不受性别和肥胖程度的影响。

6. 皮褶测量(或称皮下脂肪厚度测定) 皮褶测量是用特制的卡钳(caliper)测量不同部位的皮褶厚度。常测的 4 个部位为肱三头肌、肱二头肌、肩胛下和髂嵴处皮肤。测定时用拇指和示指捏起皮肤及皮下脂肪,然后用卡钳两爪放在抓起皮褶的两侧,校正卡钳上附属的压力计,使卡钳施以皮肤的压力为 10g/cm^2(压力不同则测量结果有很大差异)。2～3 秒后,从卡钳上可读出皮褶的厚度。每处连测 3 次,取其平均值。皮下脂肪的厚度等于皮褶厚度的 1/2。学者提出,肱三头肌皮褶厚度男 17～32mm,女 24～30mm;肩胛下男性 12～15 mm,女 13～20mm;腹壁皮褶厚度男 5～15 mm,女 12～20mm。尽管皮褶厚度测定不是非常精确,但仍不失为评定肥胖简单可信的评判方法之一。

(二)特殊仪器检查方法

1. B 超检查 用超声可检测皮下脂肪和腹部脂肪组织的厚度和面积。超声检测的原理是超声检查仪(B 型超声仪)能将电能在探头中转变成高频超声能,然后以短脉冲的形式传入被检者体内。当这些超声波垂直地撞击在不同传声性质组织间的接口上时,部分超声能反射到探头的接收器,同时被转变成电能,显示在示波器屏幕上,这种回声反映在水平时间基准线的垂直偏斜。B 型超声仪可以提供组织的结构,A 型超声仪则可得到对组织密度变化的深度了解。评估脂肪组织的厚度是用 A 型超声仪。

用超声也可测定皮下脂肪厚度，与卡钳法所测皮褶厚度有相关。此方法的缺点是：①探头所采用的信号频率未能统一，范围在 2.5～7.5MHz；②探头压力要恒定难以做到，所施于探头的压力不同会影响测定结果。

2. 计算机断层扫描(CT)　此方法用于检测人体组成的原理是把 X 射线衰减的很小差异与组织物理密度的差异相关联起来以重建扫描区下面组织的二维图像。从带有光标的检查支架去查找感兴趣的结构，然后用复杂的软件程序测定每张扫描片图像中的脂肪、骨骼、肌肉或内脏的横切面积。在每张扫描片中的脂肪和无脂肪的组织容积可以形成每张 CT 片中的像素数目测定出来，同时将所有照的 CT 片加起来。从断层图像中所得到的脂肪组织是代表脂肪细胞，因而在测定脂肪重量时，必须假定脂肪组织的固定成分为三酰甘油。

此方法被检者要接触离子放射，不宜多次反复重作。妊娠和儿童不鼓励采用此种方法。此方法检查价格昂贵，也难广泛在临床上应用。

3. 磁共振(MRI)　此方法用来测量人体组成。其原理为原子核主要由中子和质子组成。原子核具有像磁铁的特性，当外界磁场引入到人体某一部位时，每个核或磁性力矩都试图与外界磁场变为一线。此方法同样由于价格昂贵，被检者接触离子放射，不宜多次反复使用。

4. 红外线相互作用(infrared interactance)　此方法的原理是用接近于红外线光谱的光的吸收和折射原理。当电磁放射打击物体时，能量则被折射、吸收或传播，这取决于样本的散射和吸收的性质。能量传到样本被散射，同时从样本反射回来，并含有样本化学组成的信息。此方法的优点为无创伤、测定快、易操作，缺点是只能测量 1cm 深的皮下脂肪沉积；对均质人群此方法有用，但推广到非均质人群则有问题。

七、肥胖症的诊断及鉴别诊断

肥胖虽然是全球性多发病，但尚没有一个全世界统一规范的诊断标准。由于世界各国采用的诊断标准不一，因而肥胖的发病率在不同国家，不同地区的发病率相差悬殊，因此制定统一的诊断标准至关重要。一般来讲，肥胖的诊断分两步，首先确定有无肥胖，再查明肥胖的原因。

(一)诊断

1.诊断方法及标准

(1)根据身高、年龄及性别查表(表1-1—表1-4):若实际体重超过查表所得的数值,可诊断为肥胖。其中小体格、中体格、大体格没有严格的标准,只能是按照一般的标准凭主观目测来决定。

表1-1 男性理想体重(kg)

年龄	身高(cm)										
(岁)	140	144	148	152	156	160	164	168	172	176	180
15	41	42	43	44	45	47	48	50	53	55	58
17	44	44	45	47	48	49	51	53	55	58	61
19	45	46	47	49	50	51	53	55	57	60	62
21	47	48	49	50	51	53	54	56	59	61	64
23	48	48	50	51	52	54	55	57	59	62	65
25	48	49	50	51	52	54	56	58	60	62	66
27	48	49	50	51	53	54	56	58	60	63	66
29	49	50	51	52	53	55	56	58	60	63	66
31	49	50	51	52	54	55	57	59	61	64	67
33	50	51	52	53	54	56	57	59	62	64	67
35	50	51	52	53	55	56	58	60	62	65	68
37	51	52	53	54	55	57	58	60	62	65	68
39	51	52	53	54	55	57	59	60	63	65	69
41	51	52	53	54	56	57	59	61	63	66	69
43	51	52	53	55	56	57	59	61	63	66	69
45	52	53	54	55	56	58	59	61	63	66	69
47	52	53	54	55	56	58	60	62	64	66	70
49	52	53	54	55	57	58	60	62	64	67	70
51	52	53	54	56	57	58	60	62	64	67	70
53	52	53	54	56	57	58	60	62	64	67	70
55	52	53	54	55	57	58	60	62	64	67	70
57	52	53	54	55	56	58	59	61	64	66	69
59	52	52	53	55	56	57	59	61	63	66	69
61	51	52	53	55	56	57	59	61	63	66	69
63	51	52	53	55	56	57	59	61	63	66	69
65	51	52	53	55	56	57	59	61	63	65	69
67	51	52	53	55	56	57	59	61	63	65	69
69	51	52	53	55	56	57	59	61	63	65	69
71	51	52	53	55	56	57	59	61	63	65	69
73	51	52	53	55	56	57	59	61	63	65	69
75	51	52	53	55	56	57	59	61	63	65	69

表 1-2　女性理想体重(kg)

年龄	身高(cm)										
(岁)	140	144	148	152	156	160	164	168	172	176	180
15	38	39	40	42	44	45	48	51	54	58	64
17	42	43	44	46	47	49	52	54	58	62	67
19	43	44	46	47	49	51	53	56	59	63	69
21	43	45	46	47	49	51	53	56	59	64	69
23	44	45	46	47	49	51	53	56	59	64	69
25	44	45	46	48	49	51	54	56	60	64	69
27	45	46	47	48	50	52	54	57	60	65	70
29	45	46	47	49	51	53	55	58	61	65	71
31	46	47	48	49	51	53	55	58	61	66	71
33	46	47	48	50	51	53	56	58	62	66	72
35	46	48	49	50	52	54	56	59	62	67	72
37	47	48	49	51	53	55	57	60	63	67	73
39	48	49	50	52	53	55	58	60	64	68	73
41	48	50	51	52	54	56	58	61	64	69	74
43	49	50	51	53	55	56	59	62	65	69	75
45	49	50	52	53	55	57	59	62	65	69	75
47	50	51	52	53	55	57	59	62	65	70	75
49	50	51	52	53	55	57	59	62	66	70	75
51	50	51	52	54	55	57	60	62	66	70	75
53	50	51	53	54	56	58	60	63	66	71	76
55	51	52	53	54	56	58	60	63	66	71	76
57	51	52	53	55	55	58	60	63	67	71	76
59	51	52	53	55	55	58	60	63	67	70	76
61	50	51	53	54	55	58	60	63	66	70	76
63	50	51	52	54	55	57	60	62	66	70	75
65	50	51	52	54	55	57	60	62	65	70	75
67	50	51	52	54	55	57	60	62	65	70	75
69	50	51	52	54	55	57	60	62	65	70	75
71	50	51	52	54	55	57	60	62	65	70	75
73	50	51	52	54	55	57	60	62	65	70	75
75	50	51	52	54	55	57	60	62	65	70	75

表 1-3　成年男性(≥25 岁)理想体重

身长(cm)	体重(kg)		
	小体格	中体格	大体格
157.48	50.5～54.5	53.5～58.5	57.0～64.0
160.02	50.0～56.0	55.0～61.0	58.5～65.0
162.56	53.5～57.0	56.0～62.0	60.0～67.0
165.10	55.0～58.5	57.5～63.0	61.0～69.0
167.64	56.0～60.0	58.5～65.0	62.5～71.0
170.18	58.0～62.0	59.0～66.5	64.0～73.0
172.72	60.0～64.0	62.5～69.0	66.5～75.0
175.26	62.0～66.0	64.5～71.0	68.5～77.0
177.80	63.5～68.0	66.0～72.5	70.0～79.0
180.34	65.0～70.0	68.0～75.0	72.0～81.0
182.88	67.0～71.5	70.0～77.0	74.0～83.5
185.42	69.0～73.5	71.5～79.0	76.0～85.5
187.96	71.0～76.0	73.5～81.5	78.5～88.0
190.95	72.5～77.5	76.0～84.0	80.5～90.5
193.04	74.0～79.0	78.0～86.0	82.5～92.5

表 1-4　成年女性(≥25 岁)理性体重

身长(cm)	体重(kg)		
	小体格	中体格	大体格
147.32	42.0～44.5	43.5～48.5	47.0～54.0
149.86	42.5～46.0	44.5～50.0	48.0～55.0
152.40	43.5～47.0	46.0～51.0	49.5～56.5
154.94	45.0～48.5	47.0～52.5	51.0～58.0
157.48	46.5～50.0	48.5～54.0	52.0～59.5
160.02	47.5～51.0	50.0～55.0	53.5～61.0
162.56	49.0～52.5	51.0～57.0	65.0～62.0
165.10	5.05～54.0	52.5～58.5	57.0～64.5
167.64	52.0～56.0	54.0～61.0	58.5～66.0
170.18	53.5～57.5	56.0～63.0	60.0～68.0
172.72	55.0～59.5	58.0～65.0	62.0～70.0
175.26	57.0～61.0	60.0～66.5	64.0～71.5
177.80	58.5～63.5	62.0～68.5	66.0～74.0
180.34	61.0～65.0	63.5～70.0	67.5～76.0
182.88	63.0～67.0	65.0～72.0	69.5～78.5

（2）按下式推算标准体重

标准体重（kg）＝身高（cm）－105 或标准体重（千克）＝［身高（厘米）－100］×0.9。

肥胖度＝（实际体重－标准体重）/标准体重 × 100％。根据计算的结果划分肥胖度。

① 超重:体重超过标准体重10％。

② 轻度:体重超过标准体重20％～30％。

③ 中度:体重超过标准体重31％～50％。

④ 重度:体重超过标准体重＞50％。

（3）体重品质指数[体重/身高^2（kg/m^2）]:据 1998 年 WHO 肥胖顾问委员会推荐使用 BMI 对肥胖进行系列分类诊断,并且人为制定了 BMI 的切点,作为随 BMI 增加而各危险因素也持续增加的依据（表 1-5）。

表 1-5　西方成人肥胖分类标准

分类	BMI（体重/身高^2）	相关疾病的危险性
体重过低	＜18.5	低（其他疾病的危险性增加）
正常范围	18.5～24.5	平均水平
超重	≥25	
肥胖前期	25～29.5	增加
Ⅰ度肥胖	30～34.9	中度增加
Ⅱ度肥胖	35～39.9	严重增加
Ⅲ度肥胖	≥30	极为严重增加

据对中国香港、新加坡华人和毛里求斯的印度裔亚洲人的观察,对亚洲成人采用表 1-6 的标准。

表 1-6　亚洲成人肥胖分类标准

分类	BMI（体重/身高^2）	相关疾病的危险性
体重过低	＜18.5	低（其他疾病的危险性增加）
正常范围	18.5～24.5	平均水平
超重	≥23	
肥胖前期	23～24.9	增加
Ⅰ度肥胖	25～29.9	中度增加
Ⅱ度肥胖	≥30	严重增加

根据我国相关部门 2005 年发布的调整我国肥胖症新的测量标准,体重指数介于 18.5 至 22.9 属于健康水平,介于 23 至 27.4 属于中等风险群,27.5 以上则是高风险群。

(4)采用特制皮肤皱折卡钳测量皮肤皱折厚度:肩胛下区皮肤皱折厚度男性为 9.1～14.3 毫米,平均 13.1 毫米;女性为 9～12 毫米,平均 11.5 毫米,如超过 14 毫米可诊断肥胖。三角肌区男性为 7.9～17.8 毫米,平均 12.3 毫米;女性为 13～25 毫米,平均为 18.1 毫米,如男性超过 23 毫米、女性超过 30 毫米为肥胖。也有人报道,肱三头肌皮肤褶厚度的正常值高限在男性为 51mm,女性为 70mm,还有人认为肱三头肌皮肤褶厚度超过 25mm 即可诊断为肥胖。

(5)腰围(WC)及腰臀比值(WHR):据 WHO 的建议,男性腰围≥101cm,女性腰围≥89cm 诊断为肥胖,而肥胖问题专家近日在京首次公布了中国成年人群适宜的腰围数:男士为 85 厘米,女士为 80 厘米。调查表明,腰围超标者的心脑血管疾病危险将有明显增加。最近美国科学家也研究发现,测量腰围是预测心脏病风险的最好办法。这项研究成果在美国心脏病协会最近召开的一次会议上发表。研究表明,腰围超标可能是通向严重心脏病的快速路。美国心脏协会会长、科罗拉多大学心脏专家艾可博士说:"腰围是一个关键的征兆。"

腰臀比值在男性大于 1.0、女性大于 0.85 即可诊断为肥胖,且提示为腹型肥胖,这时肥胖带来的并发症也比较明显。

确定一个人是否肥胖还有很多方法,如密度测量法、总体水含量估计法、总体钾含量测定法及中子启动技术等,是较准确测得人体体内脂肪含量的方法,但方法复杂、价格昂贵,不适于临床应用。以上的方法较简单,其中体重指数被公认是相对较好的方法,并和直接测定体内脂肪含量的密度测定有很好的相关性,因而在临床上用得也最多。理想体重表是很多国家通过大规模的流行病学调查和实地测量,计算出不同性别、年龄及不同身高的理想体重表,这样的表显示各国各地区之间相似人群的理想体重也有差别,所以根据查表判断还是会有误差。

在判断是否有肥胖时还有一些情况应注意,如诊断肥胖时应除外体重增加是否因水钠潴留所致。体内水钠潴留,体重增加迅速,24 小时内体重增加可达 1 千克以上。也可能脂肪增多同时有水钠潴留,即水钠潴留性肥胖。立卧位水试验有助于诊断。立卧位水试验方法:清晨空腹排尿后,于

20 分钟内饮水 1000 毫升,然后每小时排尿 1 次,连续 4 次,测每小时尿量及 4 小时总尿量。第一天取卧位(不用枕头),第二天在同样时间取立位(活动或工作)重复试验 1 次。结果判定:正常人卧位时,饮水量在 3 小时内排出, 4 小时尿总量超过饮水量;立位时,4 小时尿总量较卧位时稍少,平均为饮水量 90%,一般在 80% 以上。水、钠潴留性肥胖患者,卧位时排出情况和正常人相仿,立位时 4 小时排尿量平均约为饮水量的 40%,同时有钠潴留,尿钠排量明显低于卧位时。另外,运动员或从事重体力劳动者,肌肉发达,体重可能超过标准数值,不应该诊断为肥胖。测定人体总脂肪量,可以鉴别。30 岁时男性总脂肪量约为体重的 15%,女性为 22%。男性超过 25%,女性超过 35% 即为肥胖。一般认为非从事剧烈体育锻炼或重体力劳动者,肌肉发达已达平衡状态,一旦体重增加,一般代表脂肪沉着。

2. 明确病因　肥胖的病因非常复杂,但可以分为两类。一类是某种病的一个症状,称为症状性肥胖或者继发性肥胖;另一类是找不出特殊疾病,称为单纯性肥胖或肥胖症。诊断肥胖与诊断其他病一样,要详细了解病史、进行系统的体格检查及一些必要的实验室检查。采集病史中应注意开始的年龄、发展的速度、进食的情况和体力活动情况,也要注意是否存在家族史,职业的变化也常与肥胖有关。根据数据全面分析,从而可以鉴别肥胖是继发性肥胖还是单纯性肥胖。

(1)询问病史:应探索引起肥胖的原因,如是否使用过能引起肥胖的药物,有无头部外伤、脑炎、脑脓肿、脑卒中史,是否于急慢性疾病的恢复期、大手术或分娩后发生肥胖,生活方式、饮食习惯的变更,诸如终止体育锻炼、职业变换、迁居、营养条件的改善等。还有在精神刺激或患狂躁忧郁病后起病者。内分泌肥胖多以原发病的主诉来诊。糖尿病常有口渴、多尿及多饮;下丘脑性肥胖可有头痛、尿崩、溢乳、贪食及脑神经损害症状;遗传性肥胖常有性器官发育不全、智力低下、畸形。主诉食欲减退而体重增加者应疑为甲状腺功能减退症(甲减)。注意病史中体重增加的时期和快慢。自幼肥胖者常为单纯性或遗传性肥胖,成人起病或病史较短者可能为继发性肥胖。注意肥胖的伴随症状,如高血压、糖尿病、月经失调等,既可为引起继发性肥胖的基础疾病的表现,也可为单纯性肥胖的并发症。妇女要询问月经初潮、闭经、生育史等。

(2)体格检查:注意身高、体重、肌肉发达情况、有无水肿及先天畸形。注意体形,凡女性呈男性化或男性呈女性化脂肪分布者可能有性腺功能低下,注意第二性征发育情况。

向心性肥胖者有皮质醇增多症的可能。下半身脂肪异常增加而上半身脂肪萎缩可能是进行性脂肪萎缩。注意有无中枢神经及精神障碍,下丘脑肥胖可有视野缺损及脑神经损害表现。

精神障碍伴低血糖表现可能为胰岛素瘤。有智力低下表现的可见于Laurence-Moon-Biedl 综合征、Prader-Willi 综合征、先天性卵巢发育不全症、先天性睾丸发育不全症,并可伴有第二性征发育不良,生殖器官发育障碍。体检时尚应注意血压变化及糖尿病的表现。

(3)辅助检查

①X 线检查:头颅平片及蝶鞍分层片,可发现较大垂体瘤、脑瘤及颅骨内板增生。怀疑脑瘤者做气脑或脑血管造影。怀疑肾上腺肿瘤者可行腹膜后充气造影或血管造影检查。胰腺、卵巢也可行 X 线检查。

②CT 和 MRI 检查:头颅及全身 CT 或 MRI 检查可发现垂体瘤、其他颅内肿瘤及肾上腺、胰腺、卵巢等部位肿瘤,为目前常用的无创伤性检查。

③B 超检查:对肾上腺、胰腺、甲状腺、性腺肿瘤或囊肿的诊断有帮助。

④放射性核素检查:主要用于内脏器官肿瘤性疾病的诊断,如肾上腺或甲状腺肿瘤。

⑤其他:染色体检查,可检出遗传性疾病。视野检查有助于发现下丘脑垂体病变。

(4)内分泌功能检查

①下丘脑-垂体-甲状腺轴检查:有基础代谢率(BMR)、甲状腺吸^{131}I 率,血清蛋白结合碘(PBI)、血清总 T_3、总 T_4、游离 T_3(FT_3)、游离 T_4(FT_4),了解甲状腺功能状态及检出甲减。TSH、TSH 兴奋试验、鉴别甲减,注射 TSH 后 T_3、T_4 升高为继发于下丘脑或垂体的甲减,无反应者为原发性甲减。TRH、TRH 兴奋试验,进一步鉴别甲减,若注 TRH 后 TSH 无反应为垂体性甲减,若 TSH 有反应为下丘脑性甲减。

②下丘脑-垂体-肾上腺轴功能检查:尿 17-羟、17-酮及尿游离皮质醇测定;血浆皮质醇测定,主要检出皮质醇增多症患者。血浆 ACTH、ACTH 兴奋试验,主要鉴别皮质醇增高是原发于肾上腺抑或是继发于垂体及下丘脑。小剂量(2 毫克/天)、大剂量(8 毫克/天)地塞米松抑制试验,前者用于鉴别单纯性肥胖与皮质醇增多症;后者用于鉴别皮质醇增多症为原发于肾上腺肿瘤(库欣综合征)或继发于垂体及下丘脑病变(库欣病)。

③下丘脑-垂体-性腺轴功能检查：血清睾酮、雌二醇测定用于检出性功能低下。LH、FSH 测定及 LHRH 兴奋试验，若血 LH、FSH 升高，表明性功能低下原发于性腺病变；若降低，表明性功能低下继发于下丘脑或垂体。注射 LHRH 后，FSH、LH 升高则病变在下丘脑，FSH、LH 无反应则病变在垂体。

④胰岛功能检查：怀疑糖尿病、胰岛 β 细胞瘤时可测定空腹血糖、血清胰岛素及 C 肽、糖基化血红蛋白、血清果糖胺。也可选用葡萄糖耐量试验、饥饿试验、D860 试验等。糖尿病空腹血糖≥7.8 毫摩尔/升（140 毫克/分升）或糖耐量试验 2 小时血糖≥11 毫摩尔/升（200 毫克/分升）。胰岛素瘤血糖低，血中胰岛素高，饥饿试验诱发低血糖时胰岛素高，胰岛素（微国际单位/毫升）与空腹血糖（毫克/分升）之比大于 0.5。

3. 明确诊断　如果以上检查没有异常，就可以判断为单纯性肥胖，再结合病史可将其分为体质性肥胖和营养性肥胖。

(1)体质性肥胖症：又称为幼年起病型肥胖症，是由于脂肪细胞增生所致，与 25 岁以前营养过度有关。多伴有家族性遗传历史。超重的儿童通常成为超重的成人。据报道，0-13 岁时超重者中，到 31 岁时有 42% 的女性及 18% 的男性成为肥胖症患者。在胎儿期第 30 周至出生后 1 岁半，脂肪细胞有一极为活跃的增殖期，称"敏感期"。在此期如营养过度，就可导致脂肪细胞增多。故儿童期特别是 10 岁以内，保持正常体重甚为重要。本型有如下特点：①有肥胖家族史；②自幼肥胖；③全身均匀性肥胖，脂肪细胞呈增生肥大；④限制饮食及加强运动疗效差，对胰岛素较不敏感。

(2)营养性肥胖：亦称获得性（外源性）肥胖，多由于 20 岁以后营养过度，摄取热量超过机体各种新陈代谢活动过程所需要；或由于体力活动过少或因某种原因需较长期卧床休息，热量消耗少而引起肥胖。其特点为：①20 岁后起病；②四肢肥胖为主，脂肪细胞肥大而无增生；③饮食控制和运动的疗效较好，治疗后胰岛素敏感性可恢复正常。体质性肥胖，也可再发生获得性肥胖，而成为混合型。以上两种肥胖，统称为单纯性肥胖，特别是城市里 20-30 岁妇女多见，中年以后男、女也有自发性肥胖倾向，绝经期妇女更易发生。

(二)鉴别诊断

1. 单纯性肥胖与皮质醇增多症鉴别　单纯性肥胖少数也可有与皮质

醇增多症相似的表现。可合并高血压,糖耐量降低,闭经或月经稀少,痤疮和(或)多毛,非典型紫纹,条纹细且多为白色,少数为淡红色。但一般单纯性肥胖无向心性肥胖、皮肤菲薄、多血质、瘀斑及典型紫纹。X 线检查蝶鞍无扩大,尿 17-羟较少明显增高,血浆皮质醇无明显增高,且保存正常昼夜分泌节律。而皮质醇增多症尿游离皮质醇＞552 纳摩尔/24 小时(＞200 微克/24 小时);尿 17-羟＞55.2 微摩尔/24 小时(＞20 毫克/24 小时);血皮质醇:晨间基础值高于正常、节律消失,即 0 点＞138 纳摩尔/升(＞5 微克/分升);过夜地塞米松抑制试验:次晨 8 时,血皮质醇＞110 纳摩尔/升(＞4 微克/分升)或下降＜50％;小剂量地塞米松抑制试验:服药第 2 日,尿游离皮质醇＞55.2 纳摩尔/24 小时(＞20 微克/24 小时),17-OHCS＞11 微摩尔/24 小时(＞4 毫克/24 小时)。

2. 单纯性肥胖与库欣综合征鉴别 库欣综合征患者多数短期内体重增加就诊,因为体重和体型的变化容易引起患者的注意,而库欣综合征的其他表现,如高血压、乏力、低血钾、骨质疏松、闭经等,可能出现在疾病发展的不同阶段,或症状轻重不一而被患者忽略。由于库欣综合征的病因多数为垂体瘤、下丘脑-垂体功能紊乱或肾上腺皮质肿瘤,及时与单纯性肥胖进行鉴别对患者的治疗和预后十分重要。

单纯性肥胖与库欣综合征临床表现有一些相似性。库欣综合征为向心性肥胖,患者四肢相对较细,脂肪主要沉积在面部、肩颈部、腹部及肢体近端,故有"水牛背""蛙状腹""满月脸"等特征性外貌。单纯性肥胖通常为均匀性肥胖。库欣综合征患者有 70％～90％血压升高,以轻、中度高血压多见,血压增高与理盐激素增加,血管对儿茶酚胺反应性增强等因素有关。单纯性肥胖患者部分合并高血压,其共同发病基础可能缘于高胰岛素血症和胰岛素抵抗。库欣综合征由于皮质醇升高,使糖原分解和糖异生加强,60％～90％有糖耐量减低,10％可诊断为类固醇性糖尿病。单纯性肥胖也可以因为脂肪细胞膜上胰岛素受体密度下降和胰岛素抵抗,使机体对胰岛素敏感性降低,而表现为糖耐量减低。库欣综合征患者由于皮质醇的促蛋白分解作用,使皮肤变得菲薄,皮肤弹性纤维易断裂,同时皮质醇刺激骨髓红细胞增生,皮肤呈多血质,在下腹部、大腿内外侧、腘窝、腋窝等部位容易出现宽大、紫红色或淡红色的梭形紫纹。少数单纯性肥胖患者在下腹部及大腿也可见散在白色或淡红色细、短条纹,这与体重快速增加有关。柯兴综合征患者,血浆皮质醇明显升高,同时伴昼夜节律紊乱。单纯性肥胖患者可以有血浆皮质醇轻度增高,但昼夜分泌的节律正常。

3. 单纯性肥胖与甲减鉴别　甲减是由于甲状腺激素合成、分泌或生理效应低下而引起的临床综合征。由于甲状腺激素缺乏的程度不同、病程的长短不一、病情隐匿,临床表现差异很大,常因症状不典型或非内分泌专业的临床医师经验不足而漏诊和误诊。成年型甲减患者水肿、体重增加容易误诊为单纯性肥胖,临床上需要加以鉴别。

单纯性肥胖与甲减都好发于中年妇女,而当中年妇女体重增加,体态臃肿时很自然想到人到中年"发福"了,如果甲减其他临床表现不突出,则可能延误诊治。单纯性肥胖是皮下脂肪堆积,皮肤弹性光泽均正常。甲减患者体重增加主要由于皮下、间质、浆膜腔液黏多糖含量增加,组织及浆膜腔水肿所致。

甲减患者由于甲状腺激素水平降低,表现出低代谢的心率缓慢、畏寒、皮肤粗糙、干燥少汗、行动及表情迟钝、便秘、颜面苍黄无光泽等,尤其是跟腱反射松弛,时间延长具有特征性。甲减出现的黏液水肿可表现为声音嘶哑,颜面水肿,肌肉疼痛,心包及胸腔积液、心脏增大,但心力衰竭(心衰)不常见,下肢非凹陷性水肿。由于甲状腺激素缺乏,对骨髓造血功能的刺激作用减弱,促红素减少,胃酸缺乏致铁及维生素 B_{12} 吸收障碍,多数甲减患者有轻中度贫血,面色呈苍白略黄,与单纯性肥胖的面色红润有很大区别。甲减患者血清 TT_3、TT_4、FT_3、FT_4 均可降低,病变在甲状腺的原发性甲减,血清 TSH 升高,病变在下丘脑-垂体的继发性甲减,血清 TSH 降低或正常低值。甲状腺激素的测定是诊断甲减的金指标,临床上只要考虑到甲减的可能,通过测定血清 T_3、T_4、TSH,都能及时明确诊断。以上的变化是单纯性肥胖所没有的。

4. 单纯性肥胖与多囊卵巢综合征鉴别　多囊卵巢综合征(polycystic ovary syndrome,PCOS)是生育年龄妇女常见的一种极为复杂的内分泌及糖代谢异常所致的病理状态,以雄激素过多和无排卵为特征。其典型的临床表现包括继发性闭经、多毛、肥胖、不育。

多囊卵巢综合征的妇女 50%～70%体态肥胖,此类肥胖的原因为过多的雄激素。过多的雄激素主要引起上身的脂肪堆积,除腹壁脂肪增厚外,主要是腹腔内脏器官间脂肪堆积,多为腹型肥胖或中心型肥胖。单纯性肥胖多数为均匀型肥胖,部分呈"梨形"肥胖。肥胖者绝大多数伴有高胰岛素血症。血浆胰岛素增高的直接原因是机体胰岛素抵抗。胰岛素抵抗是由遗传因素决定的,其程度与体重的增减一致。认为胰岛素抵抗是导致与肥胖有关的高血压和血脂异常等一系列相关疾病的始动因子。无论是单纯性肥胖还是 PCOS 均存在胰岛素抵抗和代偿性高胰岛素血症,随着胰岛素 p 细胞功能逐渐失代偿,部分肥胖患者最终发生 2 型糖尿病。PCOS 患者多数有多毛现象。毛发分布呈男性化倾向,以脸部、唇周、臀部及小腿较多汗毛,眉毛和阴毛较浓密。个别单纯性肥胖出现毛发增多,但不具男性化特点。

典型的 PCOS 不难与单纯性肥胖鉴别,部分 PCOS 临床表现不典型,可以通过测定性激素水平和观察卵巢形态学变化加以确定。PCOS 多是无排卵性月经失调,有雄激素过多体征,如男性化多毛、痤疮等。PCOS 患者血浆睾酮为 3.7~5.21nmol/L,一半患者伴雄烯二酮和去氢表雄酮轻度升高;促性腺激素分泌不协调,在卵泡期黄体生成素(LH)高于尿促卵泡素(FSH),LH/FSH 比值上升,>2.5~3,LH 持续在较高水平,影响卵泡发育,故多数患者无排卵。腹腔镜下肉眼观察卵巢体积增大,为正常人的 1/3~1/2,包膜增厚,可见包膜下多个大小不等的卵泡,未见黄体。阴道 B 超也发现卵巢增大,卵泡增多沿皮质排列呈项链状。MRI 可显示典型的多囊卵巢等图像。

第二章　针灸减肥

目前,针对肥胖症的治疗有很多种,如药物减肥、运动减肥、手术减肥、针灸减肥、器械减肥、食疗减肥等。减肥的西药按其作用机制有抑制食欲类药物,如拟儿茶酚胺(CA)类、拟 5-HT 类、同时影响 CA 和 5-HT 类;增加能量消耗类药物,如中枢兴奋药、$β_3$-肾上腺受体激动药、甲状腺激素、生长激素等;抑制肠道消化吸收药物,如脂肪酶抑制药、α-葡萄糖苷酶抑制药等。到目前为止,还没有一种非常理想、安全、有效的肥胖治疗药物,曾经非常看好的药物也都因为成瘾性、心血管不良反应等受到限制。美国 FDA 首先在市场上取消了芬氟拉明,而欧洲专卖药品委员会(CPMP)在此基础上,又进一步取消了芬特明、安非拉酮等 13 种药物,总的来讲西药减肥的现状不容乐观。运动减肥是不少人士钟爱的选择,因为长期坚持运动不仅可以增加能量消耗,改善糖代谢和脂代谢,有效降低体重,还可以改善心肺功能,降低心脑血管疾病发生率,另外患者的精神状态和自我感觉也会得到极大的改观。但是运动项目的选择、减肥计划的制订及自我毅力的考验都直接影响减肥的成效。随着超声、电子辅助吸脂等多种现代化新技术的产生,使手术祛脂得到进一步的完善,局部减肥的效果令人满意,但术后仍有产生并发症的危险,需要根据患者的要求来权衡利弊。减肥仪器主要利用多种波形调制和音乐调频的低频安全脉冲电能,代替传统的针灸和按摩,通过选取特定的穴位和按摩人体的肥胖部位,调整交感神经和副交感神经、内分泌功能、水和电解质的代谢,促进脂肪组织的分解代谢,增加肌肉节奏收缩,调整内脏功能,达到减肥效果。减肥仪器还可以与外用的减肥药物结合以离子导入法进行减肥治疗,但临床应用证明减肥效果有限,且容易反弹。

现代医学证明,针灸减肥无明显不良反应,且效果显著,还有着个体化治疗,疗效确切而稳定,远期效果好,经济方便等优点,且对多种肥胖并发症有治疗和改善的作用。因此,针灸作为减肥的一种手段已备受肥胖人士的青睐。减肥的过程中同时需要饮食配合,心理调适,只有按照科学的方法,综合调治,才能达到减肥而不反弹的效果。

一、针灸减肥的机制

早在汉代以前,中医书籍中就有相关肥胖病的症状、病因病机及肥胖危害性的记载,《内经》中有"肥贵人"及"年五十,体重,且目不聪明矣"的描述,《素问·奇病论》中有"肥者令人内热,甘者令人中满"的记述。虽没有针灸治疗肥胖病的专病记载,但却有肥胖病的治疗原则及其主要症状的治法。针刺减肥的原则和方法在《灵枢·终始》中有"故刺肥人者,以秋冬之齐;刺瘦人者,以春夏之齐"的记载,即是说在针刺肥胖患者的时候,应按秋冬的治疗原则,如深刺久留等,刺瘦人时应按春夏的治疗原则,如浅刺疾出等。经过多年的针灸临床实践验证,在针灸治疗肥胖病的临床中已积累了宝贵经验,取得满意的疗效。

中医学认为,肥胖主要由过食肥甘、膏粱厚味之品;脾肾气虚,痰、水湿内停蓄于肌肤等原因引起。针灸可以抑制食欲、减弱胃肠蠕动、调整脾胃功能、理气通便、荡涤膏脂、祛痰逐湿、消积化脂,从而达到减肥的作用。现代医学研究也证实,针灸可以纠正患者的异常食欲,可以使基础胃活动水平降低及餐后胃排空延迟。针灸还能降低单纯性肥胖患者外周的 5-HT 水平,纠正 5-HT 含量过高导致的消化、呼吸、心血管和内分泌功能异常。有效调节内分泌紊乱,肥胖症患者的内分泌紊乱发生率极高,为什么生了孩子的妇女会发胖,并不是营养过剩,是生孩子后打破了她的内分泌平衡,引起发胖,女人到了更年期时,内分泌紊乱同样引起发胖。针灸通过调节"下丘脑-垂体-肾上腺皮质"和"交感-肾上腺皮质"两个系统使内分泌紊乱得以纠正,并加速脂肪的新陈代谢,因此达到减肥目的。肥胖症患者的体内过氧化脂质高于正常值,针灸还可增强患者下丘脑-垂体-肾上腺皮质和交感-肾上腺髓质两个系统的功能,促进机体脂肪代谢,产热增加,消耗积存的脂肪。

针灸减肥根本上就是治病,是对机体失调状态的调整。肥胖还是一种失衡,是阴阳、脏腑功能的失调,通过这些用于针灸的小银针,以脾经、胃经为主选穴,予以刺激,将肥胖患者普遍存在的食欲旺盛、消耗少、排泄不良等症状改善,达到调节紊乱的脏腑功能的作用。经过针灸治疗后,大部分人都能切实地感受到原先旺盛的食欲有所下降、胃肠功能和精神状态都有所改善。

二、毫针刺法

(一)辨证治疗

根据肥胖的症状辨证论治,分为以下证型。

1. 胃肠积热型

临床表现:本证型肥胖多伴有食欲亢进,消谷善饥,形体肥胖,面色红润,精神饱满,脘腹胀满,口干、口苦,大便秘结,小便黄,口舌易生疮,口臭,体味大,胃脘灼痛,舌红苔黄腻,脉弦滑有力。

治则:清胃泻火,通腑泄热。

基本处方:中脘、带脉、曲池、足三里、下巨虚、胃俞、大肠俞。

配穴处方:便秘加天枢、支沟;口干、咽喉疼痛加合谷、列缺;食欲亢进加内庭针刺或放血;上腹部肥满加滑肉门,下腹部突出加大巨;上肢肥胖加臂臑、臑会;下肢肥胖加髀关、箕门。

操作方法:根据患者腹部脂肪厚度,腹部针灸针选用 30 号 1.5 或 2 寸毫针,四肢及背部穴位选用 1.5 寸毫针。用 75% 的乙醇或安尔碘对所选穴位进行常规消毒,带脉穴针刺要求针尖朝向神阙方向,进针后行捻转手法,直至针感向神阙周围放射,其余腹部及四肢部穴位用直刺法,进针后行提插捻转手法,直至患者有酸麻得气感。腹部及四肢部穴位接电针仪,用连续波,频率 10～15Hz,强度以患者耐受最大值为度,留针 30 分钟,每日治疗 1 次,连续 5 次后隔日治疗 1 次,10 次为 1 个疗程。

方义:中脘为胃之募穴,六腑之会,古人云:"中脘者,禀人之中气,营气之所出"。足三里乃胃经经穴,有调胃腑、清胃热的功效,从而减少亢盛的食欲。带脉穴能畅通带脉经气,管束诸经脉,且能加强局部的刺激作用而治疗肥胖之腰腹肥大者。曲池为手阳明大肠经的合穴,下巨虚为小肠的下合穴,"大小肠皆属于胃",两穴同用泻法,可清泻胃肠之热,抑制食欲。

穴位定位:见图 2-1～图 2-11。

中脘:在上腹部,前正中线,当脐中上 4 寸。

带脉:在侧腹部,章门下 1.8 寸,当第 11 肋骨游离端的下方垂线与脐水平线的交点上。

天枢:在腹中部,距脐中2寸。

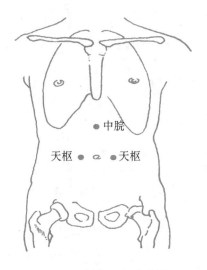

图 2-1 中脘、天枢穴位置

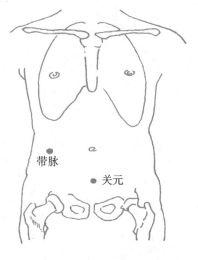

图 2-2 带脉、关元穴位置

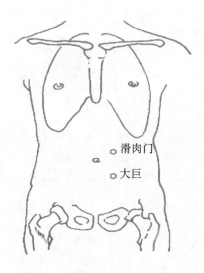

图 2-3 滑肉门、大巨穴位置

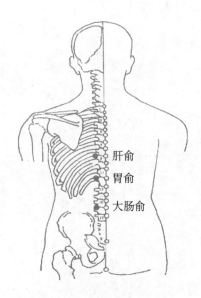

图 2-4 肝俞、胃俞、大肠俞穴位置

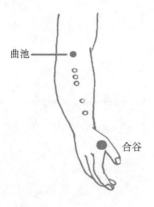

图 2-5　曲池、合谷穴位置

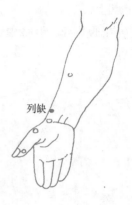

图 2-6　列缺穴位置

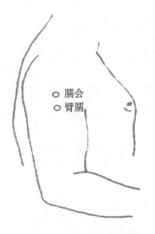

图 2-7　臑会、臂臑穴位置

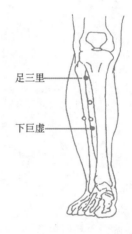

图 2-8　足三里、下巨虚穴位置

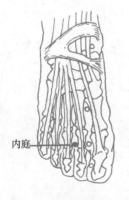

图 2-9　内庭穴位置

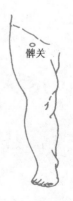

图 2-10　髀关穴位置

滑肉门:在腹部脐中上1寸,前正中线旁开2寸。

大巨:在腹部脐中下2寸,前正中线旁开2寸。

胃俞:在背部第12胸椎棘突下,旁开1.5寸。

大肠俞:在腰部第4腰椎棘突下,旁开1.5寸。

曲池:屈肘,肘横纹桡侧端凹陷中。

合谷:在手背部,当1、2掌骨之间,当第2掌骨桡侧的中点处。

列缺:在前臂桡侧缘,桡骨茎突上方,腕横纹上1.5寸。当肱桡肌与拇长展肌之间。

臂臑:在曲池穴与肩髃穴连线上,曲池上7寸,三角肌止点。

臑会:肩髎穴与天井连线上,肩髎穴下3寸,三角肌后缘。

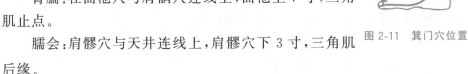

图2-11 箕门穴位置

足三里:在小腿前外侧,犊鼻(屈膝,在膝部髌骨与髌韧带外侧凹陷中)下3寸,距胫骨前脊一横指。

下巨虚:在小腿前外侧,当犊鼻下9寸,距胫骨前缘1横指(中指)。

内庭:在足背,当第2、3趾间,趾蹼缘后方赤白肉际处。

髀关:在大腿前面,当髂前上棘与髌底外侧端的连线上,屈股时平会阴,缝匠肌外侧凹陷处。

箕门:在血海穴与冲门穴的连线上,血海穴上6寸。

2. 脾虚不运型

临床表现:本证型肥胖多伴有肥胖臃肿,神疲乏力,身体困重,嗜睡,饮食如常或偏少,既往多有暴饮暴食史,四肢轻度水肿,晨轻暮重,劳累后加重,小便不利,大便溏泻或便秘,舌淡胖边有齿痕,苔薄白或白腻,脉濡细。

治则:健脾益气,利水渗湿。

基本处方:大横、腹结、带脉;足三里、太白、公孙;脾俞、肾俞。

配穴处方:纳差或食后腹胀加中脘;面目、四肢水肿严重加气海、关元,可加灸;大便溏烂可太白、肾俞加灸;疲乏无力,四肢困重加气海俞、关元俞;嗜睡加申脉。

操作方法:根据患者腹部脂肪厚度,腹部针灸针选用30号1.5或2寸毫针,四肢及背部穴位选用1.5寸毫针。用75%的乙醇或安尔碘对所选穴位进行常规消毒,带脉穴针刺要求针尖朝向神阙方向,进针后行捻转手法,直至针感向神阙周围放射,其余腹部及四肢部穴位用直刺法,进针后行提插捻转手法,手法要轻柔,直至患者有酸麻得气感。可根据患者具体情况选择2～3个穴位行温针灸1～2壮,其余针每隔5分钟行针1次,留针30分钟后起针。每日治疗1次,连续5次后隔日治疗1次,10次为1个疗程。

方义:大横、腹结位于脾经,可健脾助运,提高健脾消脂之功。带脉穴位于腰腹部的中部,起于少腹之侧,季胁之下,环身一周,络腰而过,约束诸经脉,如同束带。肥胖的患者,尤其是腹部肥大的患者,起因多与带脉的约束功能下降有关,所以选用带脉。足三里是足阳明胃经的合穴,同时也是胃经的下合穴,针刺足三里可以疏调阳明经气,通调肠胃。取足太阴脾经之"原穴"太白和"络穴"公孙,以补脾益气,健运脾胃;取脾肾背俞穴,以先天滋补后天,诸穴同用以奏健脾益气,利水渗湿之功。

穴位定位:见图2-12～图2-19。

大横:在腹部,脐中旁开4寸。

腹结:在下腹部,大横下1.3寸,距前正中线4寸。

带脉:在侧腹部,章门下1.8寸,当第11肋骨游离端的下方垂线与脐水平线的交点上。

中脘:在上腹部,前正中线,当脐中上4寸。

气海:在下腹部,前正中线,当脐中下1.5寸。

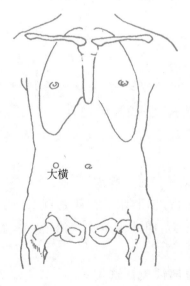

图2-12 大横穴位置

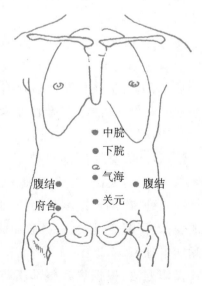

图2-13 腹结、气海、关元等穴位置

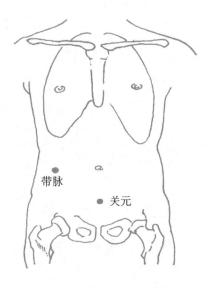

图 2-14 带脉、关元穴位置

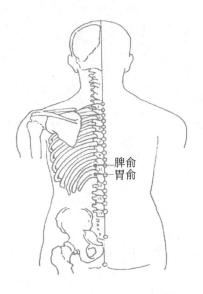

图 2-15 脾俞、胃俞穴位置

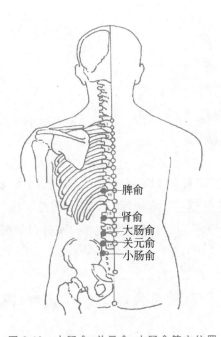

图 2-16 大肠俞、关元俞、小肠俞等穴位置

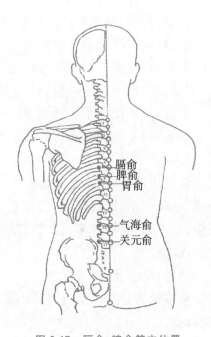

图 2-17 膈俞、脾俞等穴位置

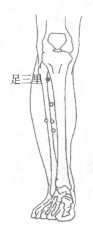

图 2-18　足三里穴位置

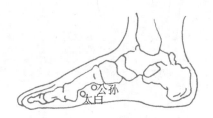

图 2-19　公孙、太白穴位置

关元:在下腹部,前正中线,当脐中下 3 寸。

脾俞:在背部第 11 胸椎棘突下,旁开 1.5 寸。

肾俞:仰卧,在腰部第 2 腰椎棘突下,旁开 1.5 寸。

气海俞:在腰部第 3 腰椎棘突下,旁开 1.5 寸。

关元俞:在腰部第 5 腰椎棘突下,旁开 1.5 寸。

足三里:在小腿前外侧,犊鼻下 3 寸,距胫骨前缘 1 横指。

太白:第 1 跖骨小头后缘赤白肉际凹陷处。

公孙:第 1 跖骨基底部的前下方赤白肉际处。

3. 痰湿内盛型

临床表现:本证型肥胖多伴有形体肥胖臃肿,腹部松软肥厚,肌肉无力下坠,身困懒动,面目郁胀,胸膈痞满,痰涎壅盛,神疲嗜睡,头晕目眩,喝水较少,口不渴,咽喉痰多,白带量较多,大便不调,舌体胖大色淡,舌苔白腻或白滑,脉滑。

治则:燥湿化痰,理气消痞。

基本处方:中脘、水分、带脉;足三里、阴陵泉、丰隆;太白、太渊;肺俞、脾俞、肾俞。

配穴处方:脘腹胀满加建里,眠差加内关,月经不调加三阴交,气短乏力加气海、关元,胸膈满闷加三焦俞,上腹部肥满加滑肉门、腹哀,下腹部突出加腹结;上肢肥胖加臂臑、手五里;下肢肥胖加伏兔、梁丘。

操作方法:根据患者腹部脂肪厚度,腹部针灸针选用 30 号 1.5 或 2 寸毫针,四肢及背部穴位选用 1.5 寸毫针。用 75％的乙醇或安尔碘对所选穴位进行常规消毒,腹部及四肢部穴位用直刺法,进针后行提插捻转手法,用平补平泻法,直至患者有酸麻得气感。可根据患者具体情况选择 2～3 个穴位行温针灸 1～2 壮,其余针腹部及四肢部穴位接电针仪,用疏密波,频率 10～15Hz,强度以患者耐受最大值为度,留针 30 分钟,留针 30 分钟后起针。每日治疗 1 次,连续 5 次后隔日治疗 1 次,10 次为 1 个疗程。

方义:脾胃经之"合穴"阴陵泉和足三里穴,调理脾胃之气,改善运化输布功能,水津四布,痰湿自消;胃之"募穴"中脘和阳明之"络穴"丰隆配合运用,以运中焦脾胃之气,祛痰化浊,同取脾肺经之"原穴"太白和太渊,以运脾而利肺气,祛湿而化痰;水分为利水之要穴,用背俞穴肺脾肾三脏同调,诸穴合用共奏祛湿化痰之功。

穴位定位:见图 2-20～图 2-33。

中脘:在上腹部,前正中线,当脐中上 4 寸。

水分:在上腹部,前正中线,当脐中上 1 寸。

带脉:在侧腹部,章门下 1.8 寸,当 11 肋骨游离端的下方垂线与脐水平线的交点上。

建里:在上腹部,前正中线,当脐中上 3 寸。

气海:在下腹部,前正中线,当脐中下 1.5 寸。

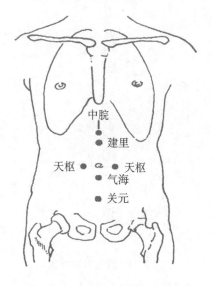

图 2-20 建里、天枢等穴位置

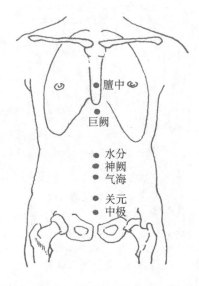

图 2-21 膻中、巨阙、神阙、水分等穴位置

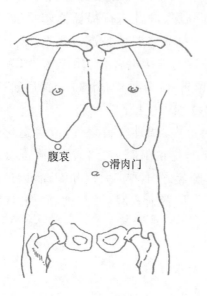

图 2-22　腹哀穴位置

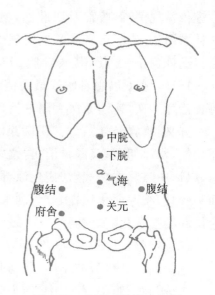

图 2-23　腹结、府舍等穴位置

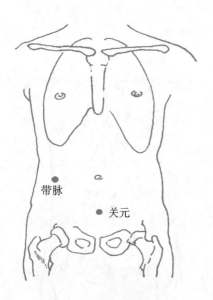

图 2-24　带脉等穴位置

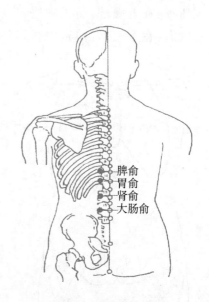

图 2-25　脾俞等穴位置

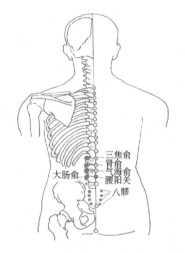

图 2-26 三焦俞、腰阳关、等穴位置

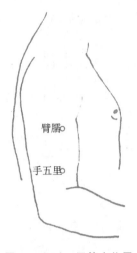

图 2-27 手五里等穴位置

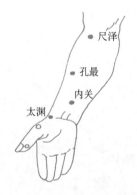

图 2-28 太渊、孔最、内关等穴位置

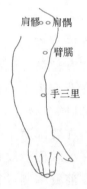

图 2-29 肩髎、肩髃、手三里等穴位置

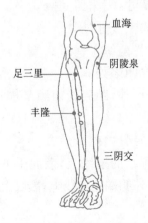

图 2-30 丰隆、阴陵泉、三阴交等穴位置

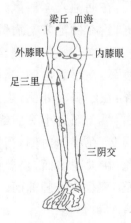

图 2-31 梁丘、内膝眼、外膝眼等穴位置

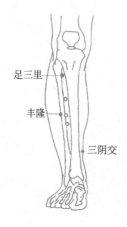
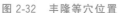

图 2-32 丰隆等穴位置

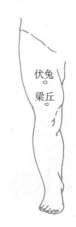

图 2-33 伏兔、梁丘穴位置

关元：在下腹部，前正中线，当脐中下 3 寸。

滑肉门：脐中上 1 寸，前正中线旁开 2 寸。

腹哀：脐中上 3 寸，前正中线旁开 4 寸。

腹结：在下腹部，大横下 1.3 寸，距前正中线 4 寸。

肺俞：在背部第 3 胸椎棘突下，旁开 1.5 寸。

脾俞：在背部第 11 胸椎棘突下，旁开 1.5 寸。

肾俞：仰卧，在腰部第 2 腰椎棘突下，旁开 1.5 寸。

三焦俞：在腰部第 1 腰椎棘突下，旁开 1.5 寸。

太渊：在腕掌侧横纹桡侧，桡动脉的桡侧凹陷中。

内关：在前臂掌侧，当曲池与大陵的连线上，腕横纹上 2 寸，掌长肌腱与桡侧腕屈肌腱之间。

臂臑：在曲池穴与肩髃穴连线上，曲池上 7 寸，三角肌止点。

手五里：在曲池穴与肩髎穴连线上，曲池穴上 3 寸处。

足三里：在小腿前外侧，犊鼻下 3 寸，距胫骨前缘 1 横指。

阴陵泉：在小腿内侧，当胫骨内侧髁后下方凹陷处。

丰隆：在小腿前外侧，当外踝尖上 8 寸，条口外，距胫骨前缘二横指。

太白：第 1 跖骨小头后缘赤白肉际凹陷处。

三阴交：在小腿内侧，当足内踝尖上 3 寸，胫骨内侧缘后方。

伏兔：在大腿前面，当髂前上棘与髌底外侧端的连线上，髌底上 6 寸。

梁丘：屈膝，在大腿前面，当髂前上棘与髌底外侧端的连线上，髌底上 2 寸。

4. 气滞血瘀型

临床表现：本证型肥胖多伴有面色紫红或暗红，胸闷胁胀，经常有头痛、胸痛、胁痛,月经不调,性情急躁易怒,夜不能寐或夜寐不安,食欲亢进,大便秘结,舌质瘀暗或有瘀斑瘀点,舌下瘀筋,脉涩或沉弦。

治则:活血祛瘀,行气散结。

基本处方:中脘、天枢、期门;血海、阳陵泉、足三里、三阴交、太冲;膈俞、肝俞、胆俞、脾俞。

配穴处方:头痛,胸闷,胁肋疼痛加侠溪、内关;胸膈满闷加章门;月经不调加蠡沟、地机;情绪急躁加外关、丘墟;眠差,梦多加内关、神门;少腹疼痛可灸气海、关元。

操作:根据患者腹部脂肪厚度,腹部针灸针选用 30 号 1.5 或 2 寸毫针,四肢及背部穴位选用 1.5 寸毫针。用 75% 的乙醇或安尔碘对所选穴位进行常规消毒,腹部及四肢部穴位用直刺法,进针后行提插捻转手法,用泻法,直至患者有酸麻得气感。可温针灸血海、足三里、三阴交 1~2 壮,其余针腹部及四肢部穴位接电针仪,用疏密波,频率 10~15Hz,强度以患者耐受最大值为度,留针 30 分钟。每日治疗 1 次,连续 5 次后隔日治疗 1 次,10 次为 1 个疗程。

方义:中脘与足三里都是调理胃肠功能的要穴,中脘属于胃经的募穴,腹部局部取穴,直接调理脾胃的消化功能。天枢可化痰利湿,通调气机,气机通畅,则运化如常,无阻滞之虞。肝之"原穴"太冲,以舒肝解郁,助其清泻肝火,足少阳经之"合穴"阳陵泉,以清除胆腑之热,助其平肝泻火之势;诸穴相伍,共奏活血祛瘀,行气散结之功。

穴位定位:见图 2-34~图 2-43。

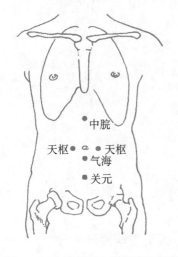

图 2-34 中脘、天枢、气海等穴位置

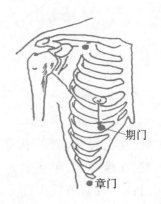

图 2-35 期门、章门穴位置

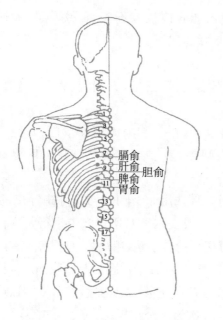

图 2-36　膈俞、肝俞、胆俞等穴位置

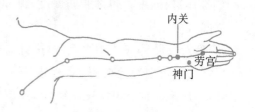

图 2-37　神门、劳宫等穴位置

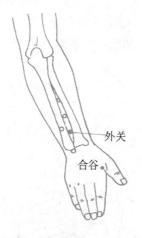

图 2-38　外关等穴位置

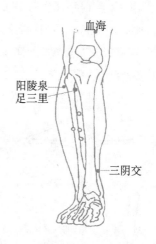

图 2-39　阳陵泉、足三里等穴位置

中脘：在上腹部，前正中线，当脐中上 4 寸。

天枢：在腹中部，距脐中 2 寸。

期门：在胸部，当乳头直下，第 6 肋间隙，前正中线旁开 4 寸。

章门：在侧腹部，当第 11 肋游离端的下方。

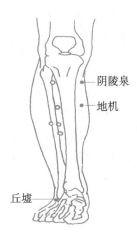

图 2-40　地机等穴位置

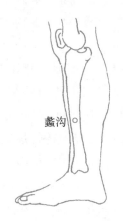

图 2-41　蠡沟穴位置

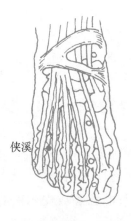

图 2-42　侠溪穴位置

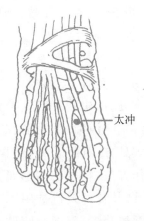

图 2-43　太冲穴位置

气海:在下腹部,当前正中线,脐中下 1.5 寸。

关元:在下腹部,当前正中线,脐中下 3 寸。

膈俞:在背部第 7 胸椎棘突下,旁开 1.5 寸。

肝俞:正坐或仰卧位,在背部第 9 胸椎棘突下,旁开 1.5 寸。

胆俞:在背部第 10 胸椎棘突下,旁开 1.5 寸。

脾俞:在背部第 11 胸椎棘突下,旁开 1.5 寸。

内关:在前臂掌侧,当曲泽与大陵的连线上,腕横纹上 2 寸,掌长肌腱与桡侧腕屈肌腱之间。

外关:在腕背横纹上 2 寸,尺骨与桡骨正中间。

神门:在腕部,腕掌侧横纹尺侧端,尺侧腕屈肌腱的桡侧凹陷处。

血海:屈膝,在大腿内侧,髌底内侧端上 2 寸,当股四头肌内侧头的隆起处。

阳陵泉:在小腿外侧,当腓骨小头前下方凹陷处。

足三里:在小腿前外侧,犊鼻下 3 寸,距胫骨前缘 1 横指。

三阴交:在小腿内侧,足内踝尖上 3 寸,胫骨内侧缘后方。

地机:在小腿内侧,足内踝尖与阴陵泉的连线上,阴陵泉下 3 寸。

蠡沟:在小腿内,足内踝尖上 5 寸,胫骨内侧面中央。

侠溪:足背,第 4、5 趾间,趾蹼缘后方赤白肉际处纹头上凹陷处。

太冲:在足背侧,当第 1 趾骨间隙的后方凹陷处。

5. 脾肾阳虚型

临床表现:本证型肥胖多伴有肌肉松软无力,肤色㿠白,颜面虚浮,精神萎靡,气短乏力,自汗气喘,动则更甚,形寒怕冷,腰膝冷痛,下肢水肿,小便清长,昼少夜频,大便溏烂,白带清稀,性欲缺乏,舌质胖嫩,舌苔润白,脉沉迟。

治则:温补脾肾,利水化饮。

基本处方:中脘、气海、关元、水分;足三里、阴陵泉、三阴交、太溪、太白;脾俞、肾俞、气海俞、关元俞、命门。

配穴处方:神疲乏力、小腹冷痛加气海、关元加温针。

操作方法:根据患者腹部脂肪厚度,腹部针灸针选用 30 号 1.5 或 2 寸毫针,四肢及背部穴位选用 1.5 寸毫针。用 75% 的乙醇或安尔碘对所选穴位进行常规消毒,腹部及四肢部穴位用直刺法,进针后行提插捻转手法,用泻法,直至患者有酸麻得气感。可温针灸血海、足三里、三阴交 1～2 壮,其余针腹部及四肢部穴位接电针仪,用疏密波,频率 10～15Hz,强度以患者耐受最大值为度,留针 30 分钟。每日治疗 1 次,连续 5 次后隔日治疗 1 次,10 次为 1 个疗程。每次每组取 2～3 个穴,针行补法,可用温针,宜灸。

方义:肾阳之气是生命的原动力,正如道家指出:"谷气胜元气,其人肥而不寿;元气胜谷气,其人瘦而寿"。任脉之关元、气海可温补阳气,鼓舞阳气,以助气化,增强机体的代谢能力。取脾肾之"背俞穴"和"原穴",脾俞、肾俞、太白和太溪,以滋补脾肾之阴,使阳得阴助而生化无穷。取气海俞、关元俞、命门,针灸并用,以温补肾阳,滋益命火。

穴位定位:见图 2-44～图 2-49。

中脘:在上腹部,前正中线,当脐中上 4 寸。

气海:在下腹部,前正中线,当脐中下 1.5 寸。

关元:在下腹部,前正中线,当脐中下 3 寸。

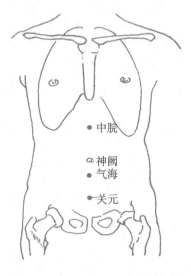

图 2-44　神阙、气海等穴位置

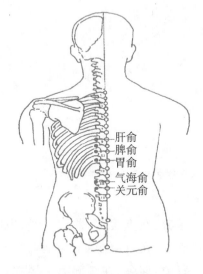

图 2-45　胃俞、关元俞等穴位置

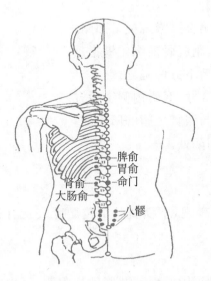

图 2-46　命门等穴位置

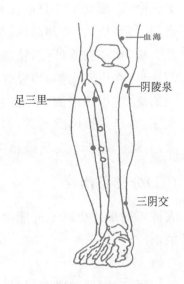

图 2-47　阴陵泉、三阴交等穴位置

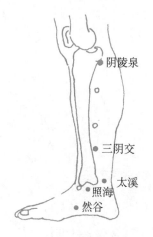

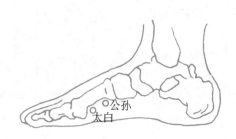

图 2-48　太溪、照海等穴位置　　　　　　　图 2-49　公孙、太白穴位置

水分:在上腹部,前正中线,当脐中上 1 寸。

脾俞:在背部第 11 胸椎棘突下,旁开 1.5 寸。

肾俞:仰卧,在腰部第 2 腰椎棘突下,旁开 1.5 寸。

气海俞:在腰部第 3 腰椎棘突下,旁开 1.5 寸。

关元俞:在腰部第 5 腰椎棘突下,旁开 1.5 寸。

命门:仰卧位,在腰部,当后正中线,第 2 腰椎棘突下凹陷中。

足三里:在小腿前外侧,犊鼻下 3 寸,距胫骨前缘 1 横指。

阴陵泉:在小腿内侧,当胫骨内侧髁后下方凹陷处。

三阴交:在小腿内侧,当足内踝尖上 3 寸,胫骨内侧缘后方。

太溪:在足内侧内踝后方,当内踝尖与跟腱之间的凹陷处。

太白:第 1 跖骨小头后缘赤白肉际凹陷处。

(二)分部位治疗

人体不同部位也有不同肥胖的各种表现,下面就各部位肥胖进行有针对性的治疗。

1. 面部肥胖

治疗用穴:面部主要有阳明经、少阳经循行,面部减肥常用阳明经、少阳经的穴位,主要目的是对症治疗;配合循经远端取穴,主要目的是从本论治。

第一组:承浆、迎香、四白、颊车、太阳、神庭等穴以治局部肥胖,配合足三里、阴陵泉以健脾胃之本,降低食欲。

第二组：地仓、承泣、下关、大迎、印堂等局部用穴,配合丰隆去痰湿,地机健脾。

两组交替针刺。

穴位定位:见图 2-50～图 2-53。

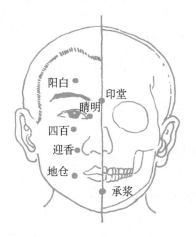

图 2-50　承浆、地仓、迎香、四白等穴位置

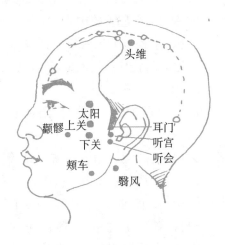

图 2-51　下关、颊车、太阳等穴位置

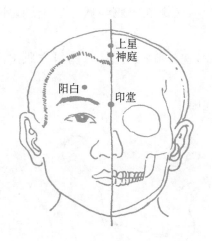

图 2-52　神庭、印堂等穴位置

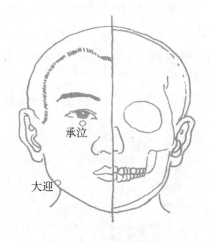

图 2-53　承泣等穴位置

承浆:在颌唇沟的中央,当下唇下陷中。

地仓:在口角旁开 4 分处。

迎香:在鼻翼外缘中点旁开 5 分,当鼻唇沟中。

四白:正视,瞳孔直下,当颧骨上方凹陷中。

承泣:正视,瞳孔直下,当眶下缘与眼球之间。

下关:颧弓与下颌切迹之间的凹陷中,合口有孔,张口即闭。

颊车:下颌角前上方一横指凹陷中,咬紧牙齿时,当咬肌的最高隆起处。

大迎:下颌角前1寸3分,当咬肌附着部前缘。

印堂:两眉连线的中点。

太阳:眉梢与目外眦之间向后约1寸的凹陷中。

神庭:发际正中直上0.5寸。

2. 颈部肥胖

治疗用穴:颈部有手、足阳经通过,常用的穴位以太阳、少阳经穴为主。

第一组:翳风、缺盆、人迎、扶突。

第二组:风池、风府、大椎。两组交替针刺。

穴位定位:见图2-54～图2-57。

翳风:乳突前下方,平耳垂后下缘的凹陷中。

缺盆:锁骨上窝中央,距前正中线4寸。

人迎:在颈部喉结旁,当胸锁乳突肌的前缘,颈总动脉搏动处。

扶突:在喉结旁约3寸,当胸锁乳突肌的胸骨头与锁骨头之间。

风池:在项部,当枕骨之下,与风府相平,胸锁乳突肌与斜方肌上端之间的凹陷处。

风府:在项部,当后发际正中直上1寸,枕外隆凸直下,两侧斜方肌之间的凹陷中。

大椎:在后正中线,第7颈椎棘突下凹陷中。

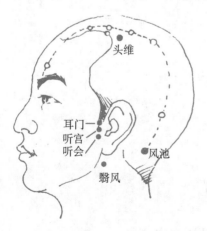

图2-54　翳风、风池等穴位置

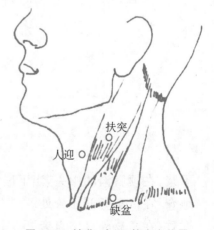

图2-55　缺盆、人迎、扶突穴位置

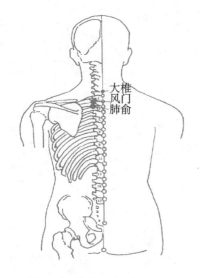

图 2-56　大椎、风门等穴位置

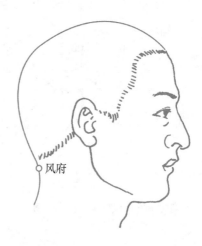

图 2-57　风府穴位置

3. 上肢及肩部肥胖

治疗用穴:上肢及肩部主要有手三阴、三阳经循行,该部位减肥常以阳明经、太阳经为主。

第一组:合谷、手三里、臂臑、肩髃。

第二组:内关、曲池、天宗、肩髎。两组交替针刺。

穴位定位:见图 2-58~图 2-62。

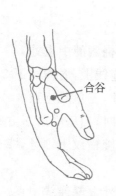

图 2-58　合谷穴位置

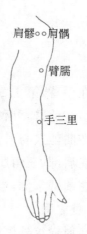

图 2-59　肩髎、肩髃等穴位置

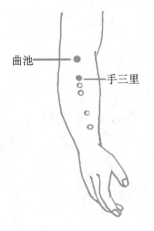

图 2-60　曲池、手三里穴位置

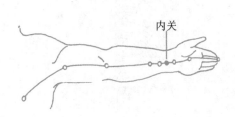

图 2-61　内关穴位置

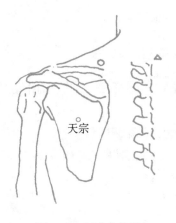

图 2-62　天宗穴位置

合谷：在手背，第 1、2 掌骨之间，当第 2 掌骨桡侧的中点处。

手三里：在前臂背面桡侧，当阳溪与曲池穴连线上，肘横纹下 2 寸。

臂臑：在曲池穴与肩髃穴连线上，曲池上 7 寸，三角肌止点。

肩髃：在肩部、三角肌上，臂外展或向前平伸时，当肩峰前下方凹陷处。

内关：在前臂掌侧，当曲泽与大陵的连线上，腕横纹上 2 寸，掌长肌腱与桡侧腕屈肌腱之间。

曲池：在肘横纹外侧端，屈肘，当尺泽与肱骨外上髁连线中点。

天宗：在肩胛部，当冈下窝中央凹陷处，与第 4 胸椎相平。

肩髎：在肩部，肩髃后方，当臂外展时，于肩峰后下方出现的凹陷处。

4. 腰背部肥胖

治疗用穴:腰背部主要有督脉、足太阳经循行。腰背部减肥常取穴于此二经。

第一组:膈俞、肝俞、胆俞、脾俞、胃俞。

第二组:肾俞、腰阳关、大肠俞、次髎。两组交替针刺。

穴位定位:见图 2-63～图 2-64。

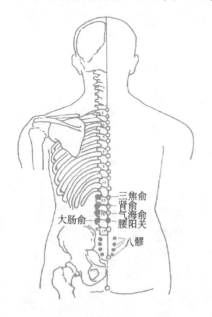

图 2-63　腰阳关等穴位置

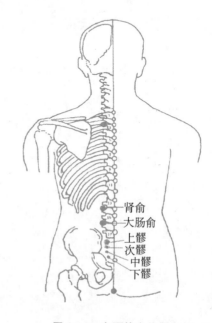

图 2-64　次髎等穴位置

膈俞:在背部第 7 胸椎棘突下,旁开 1.5 寸。

肝俞:正坐或仰卧位,在背部第 9 胸椎棘突下,旁开 1.5 寸。

胆俞:在背部第 10 胸椎棘突下,旁开 1.5 寸。

脾俞:在背部第 11 胸椎棘突下,旁开 1.5 寸。

胃俞:在背部第 12 胸椎棘突下,旁开 1.5 寸。

肾俞:在腰部第 2 腰椎棘突下,旁开 1.5 寸。

腰阳关:在腰部,当后正中线,第 4 腰椎棘突下凹陷中。

大肠俞:在腰部第 4 腰椎棘突下,旁开 1.5 寸。

次髎:在骶部,当髂后上棘内下方,适对第 2 骶后孔处。

5. 胸腹部肥胖

治疗用穴:腹部肥胖常因脾胃旺盛,食欲亢进,摄入过多肥甘厚腻之品,形成膏脂;或是脾胃气虚,运化不健,聚湿生痰所致。常用腹部脾经、胃经穴位治疗。

第一组:滑肉门、大横、梁门、膻中。

第二组:中脘、天枢、腹结、气海。两组交替针刺。

穴位定位:见图 2-65～图 2-66。

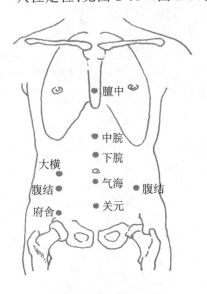

图 2-65　膻中等穴位置

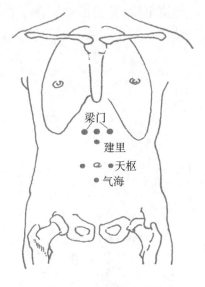

图 2-66　梁门等穴位置

滑肉门:脐中上 1 寸,前正中线旁开 2 寸。

大横:在腹中部,距脐中 4 寸。

梁门:在上腹部,当脐中上 4 寸,距前正中线 4 寸。

膻中:在胸部,前正中线,平第 4 肋间隙,两乳头连线的中点。

中脘:在上腹部,前正中线,当脐中上 4 寸。

天枢:在腹中部,距脐中 2 寸。

腹结:在下腹部,大横下 1.3 寸,距前正中线 4 寸。

气海:在下腹部,当前正中线,脐中下 1.5 寸。

6. 臀部及下肢肥胖

治疗用穴:下肢为足三阴、三阳经所过,因阳经多气血,泻阳经、补阴经可起到减肥效果,常用阳明、太阳经经穴。

第一组:承扶、殷门、委中、承山、三阴交、涌泉。

第二组:血海、阳陵泉、足三里、丰隆、太溪。两组交替针刺。

穴位定位:见图 2-67~图 2-72。

承扶:在臀横纹的中点。

殷门:大腿后面,承扶与委中的连线上,承扶下 6 寸。

委中:在腘横纹中点,当股二头肌腱与半腱肌的中点。

承山:在小腿后面正中,当伸直小腿或足跟上提时,腓肠肌肌腹下出现尖角凹陷处。

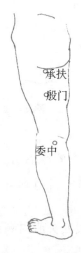

图 2-67　承扶、殷门、委中穴位置

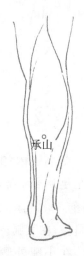

图 2-68　承山穴位置

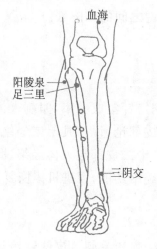

图 2-69　血海等穴位置

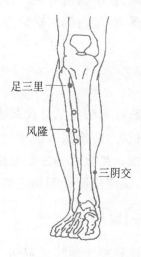

图 2-70　风隆等穴位置

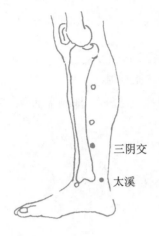

图 2-71 三阴交、太溪穴位置

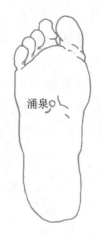

图 2-72 涌泉穴位置

三阴交:在小腿内侧,当足内踝尖上 3 寸,胫骨内侧缘后方。

涌泉:在足底部,卷足时足前部凹陷处,约当足第 2、3 趾趾缝纹头端与足跟连线的前 1/3 与后 2/3 的交点上。

血海:屈膝,在大腿内侧,髌底内侧端上 2 寸,当股四头肌内侧头的隆起处。

阳陵泉:在小腿外侧,当腓骨小头前下方凹陷处。

足三里:在小腿前外侧,犊鼻下 3 寸,距胫骨前缘 1 横指。

丰隆:在小腿前外侧,当外踝尖上 8 寸,条口外,距胫骨前缘 2 横指。

太溪:在足内侧内踝后方,当内踝尖与跟腱之间的凹陷处。

三、皮肤针法

皮肤针刺法是丛针浅刺法,由多支不锈钢短针集成一束,叩刺人体体表一定部位,为防治疾病的一种方法。《素问·皮部论》说:"凡十二经络脉者,皮之部也。是故百病之始生也,必先于皮毛。"十二皮部与人体经络、脏腑联系密切,运用皮肤针叩刺皮部,可以调节脏腑经络功能,促进机体恢复正常。

(一)原理

皮肤针刺法的形成取法于古代的半刺、浮刺和毛刺。皮肤针治病主要以经络学说之皮部理论为依据,应用皮肤针叩击皮部,通过孙脉—络脉—经脉而作用于脏腑,以调整脏腑虚实、调和气血、通经活络,平衡阴阳,达到治病目的。从现代医学角度来看,脊柱两侧的皮部及阳性反应与内脏联系的实质,可能与节段性神经的支配有关,因某一内脏器官的感觉神经纤维,与一定的皮肤肌肉区的感觉神经纤维,都进入相同的脊髓节段。内脏和体表可能通过这条途径,在神经和体液参与下相互联系。因此,在治疗肥胖症时,通过刺激体表的反应区来调节内脏功能,达到增加脂肪代谢的功效。

(二)取穴

脊柱两侧,正中线旁开 1.5 寸的足太阳膀胱经循行路线;天枢直下至耻骨联合;足三里直下至解溪的足阳明胃经循行路线。

(三)操作

术者将针柄末端固定在掌心,拇指在上,示指在下,其余手指呈握拳状握住针柄。对患者皮肤常规消毒,针尖对准叩刺部位,使用手腕之力,将针尖垂直叩打在皮肤上,并立刻弹起,反复进行。从上向下用较强刺激循序叩击 3～5 遍,叩打时用腕力稍大,冲力亦较大,患者有轻度痛感,至皮肤潮红、微出血为度,每日或隔日 1 次。

(四)注意事项

1. 操作前应注意检查针具,当发现针尖有钩毛或缺损,针尖参差不齐者须及时给予修理。

2. 重叩后,局部皮肤须用乙醇消毒并注意保持针刺局部清洁,以防感染。

3. 局部皮肤有创伤或溃疡者,不宜使用本法。

4. 叩刺时针尖必须垂直而下,避免斜、钩、挑,以减少疼痛。

5. 循经叩刺时,一般每隔 1 厘米左右叩刺一下,可循经叩 8～16 次。

四、耳针法

耳针是针灸学的一个重要组成部分,也是一门既古老又新兴的医学分科,它以一种独特的诊疗方法和显著的医疗效果,博得广大群众的欢迎。耳针以它简单、方便、效果显著等优势在针灸减肥的临床中占有很重要的地位。《内经》云:"耳为宗脉之所聚",人体有多条经络汇聚于耳郭周围,当人体某一脏腑或部位发生病变时,可能因经络的传导作用,会在耳郭的相应部位出现异常反应,表现为皮肤色泽、形态、压痛敏感及电特性改变等。近几十年来,大量的临床实践和实验研究,证实了它的科学性和实用价值,运用经络与脏腑的这种相互联络关系,刺激耳郭的异常部位,可减轻饥饿感,抑制人体亢进的消化功能,达到减肥的目的。

(一)耳穴定位

见图 2-73。

丘脑:位于对耳屏内侧面,中线下端。

兴奋点:位于对耳屏内侧面,中线下 1/3 处。

内分泌:位于耳甲腔底部近耳屏切迹处。

卵巢:屏间切迹外与对耳屏内侧缘之间。

神门:在三角窝内,对耳轮上、下脚分叉处稍上方。

内生殖器:位于三角窝前 1/3 中部凹陷处。

脑点:位于对屏尖与轮屏切迹之间。

艇中:位于耳甲艇中央。

额:在对耳屏外侧面的前部。

肺:心区上、下方。

脾:位于耳甲腔的后上方。

心:在耳甲腔正中凹陷处。

肾:对耳轮上、下脚分叉处下方。

肝:位于耳甲艇的后下方。

大肠:耳轮脚上方内 1/3 处。

小肠:耳轮脚上方中 1/3 处。

胃:耳轮脚消失处周围。

三焦:耳甲腔底部内分泌穴上方。

皮质下:对耳屏内侧面下 1/2 的中点。

肾上腺:在耳屏游离缘下部尖端。

交感:在对耳轮下脚末端与耳轮内缘相交处。

饥点:外鼻与肾上腺连线中点。

渴点:外鼻与屏尖连线中点。

腹:腰骶椎前侧近耳腔缘。

臀:对耳轮下脚后 1/3 处。

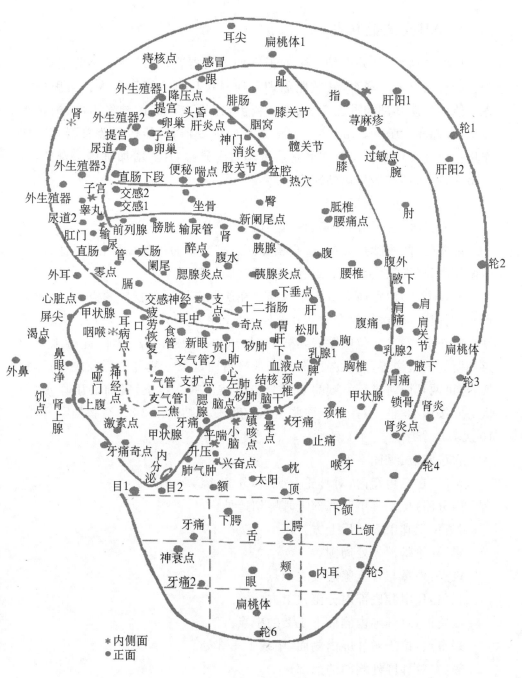

图 2-73 耳穴位置

(二)耳穴减肥方法

中医学认为,耳并不是单独的孤立的听觉器官,而是一个小的整体,它和脏腑经络有密切联系,其减肥原理是通过按压耳穴可调节人体脏腑的生理功能。刺激耳部的淋巴管、血管、神经等组合在一起的神经道路,通过神经丛、脊髓和大脑后,又以神经的形式走向内脏器官,能达到改善器官功能作用。研究发现刺激耳穴减肥是通过调整内分泌功能,增加机体兴奋性,减少摄入量,增加排泄量达到减肥的功效。

1. 贴压王不留行子法

主穴处方:神门、内分泌、脾、胃、饥点、三焦、皮质下。

配穴处方:嗜睡加兴奋点,头晕加额、丘脑,胁肋疼痛加肝,便秘加大肠,腹胀加脾,口渴欲饮者加渴点、肺,腹部肥胖加腹。

操作方法:治疗前术者先用探测仪在所取穴四周寻找敏感点,用火柴头点按做标记。将医用胶布剪成0.6厘米×0.6厘米的小方块,将王不留行子粘在胶布上,对准穴位敷贴好,然后稍加压力,按压1～2分钟,此时患者会感到明显的酸痛感,刺激强度和时间依病情而定。一般可单侧取穴,两耳轮换,也可两耳同时进行。嘱患者每日自行按压6次以上,餐前必压耳穴,每次每穴按压20秒左右,以有酸胀热感为度,1周贴耳压2次,交替换贴另耳,10次为1个疗程。

穴位定位:见图2-74。

神门:在三角窝内,对耳轮上、下脚分叉处稍上方。

内分泌:位于耳甲腔底部近耳屏切迹处。

脾:位于耳甲腔的后上方。

胃:耳轮脚消失处周围。

饥点:外鼻与肾上腺连线之中点。

三焦:耳甲腔底部内分泌穴上方。

皮质下:对耳屏内侧面下1/2的中点。

兴奋点:位于对耳屏内侧面,中线下1/3处。

额:在对耳屏外侧面的前部。

丘脑:位于对耳屏内侧面,中线下端。

肝:位于耳甲艇的后下方。

大肠:耳轮脚上方内1/3处。

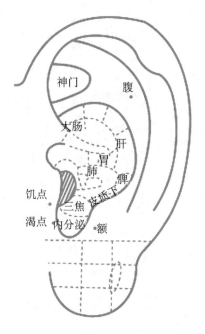

图 2-74　耳穴神门、腹、肝等位置

肺：心区上、下方。

渴点：外鼻与屏尖连线中点。

腹：腰骶椎前侧近耳腔缘。

2. 贴磁珠法

主穴处方：神门、内分泌、交感。

配穴处方：食欲亢进者加饥点、渴点、脾、胃；嗜睡加丘脑、神门；内分泌紊乱加内分泌、丘脑、卵巢、脑点；有家族遗传史者加肾、肾上腺；无家族遗传史者加脾、胃、心。

操作方法：制作胶布的方法同贴压王不留行子，将磁珠粘在胶布上，贴压耳穴方法同贴压王不留行子。因磁珠利用了磁场的作用，具有良好的镇静、催眠、消炎止痛、祛风止痒、止喘降压和调节自主神经功能等作用，在治疗肥胖的临床中有较好疗效，但由于磁珠过多会磁场相互干扰，故取穴要少而精，一般取 3～4 个穴位为宜。

穴位定位：见图 2-75。

神门：在三角窝内，对耳轮上、下脚分叉处稍上方。

内分泌：位于耳甲腔底部近耳屏切迹处。

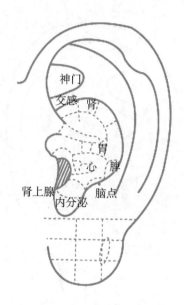

图 2-75　耳穴交感、丘脑、肾、心等位置

交感:在对耳轮下脚末端与耳轮内缘相交处。

丘脑:位于对耳屏内侧面,中线下端。

脑点:位于对屏尖与轮屏切迹之间。

卵巢:屏间切迹外与对耳屏内侧缘之间。

肾:对耳轮上、下脚分叉处下方。

肾上腺:在耳屏游离缘下部尖端。

脾:位于耳甲腔的后上方。

胃:耳轮脚消失处周围。

心:在耳甲腔正中凹陷处。

3. 埋掀针法

主穴处方:肺、三焦、内分泌、胃、大肠、内生殖器。

配穴处方:食欲亢进者加饥点、渴点;嗜睡加丘脑、神门;内分泌紊乱加丘脑、卵巢、脑点;有家族遗传史者加肾;无家族遗传史者加脾、心。

操作方法:术者常规消毒患者耳郭,左手固定患者耳郭,绷紧埋针处皮肤,右手用血管钳或镊子夹住消毒的掀针针柄,对准穴位轻快刺入所选耳穴皮内,并制作好的医用胶布固定。一般可取单侧 3～5 个穴位,两耳轮换,必要时可两耳同时取,每日自行按压 3～4 次,留针 3～5 天,4～6 次为 1 个疗程。

穴位定位:见图 2-76。

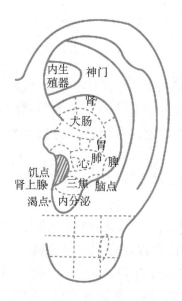

图 2-76　耳穴内生殖器等位置

神门:在三角窝内,对耳轮上、下脚分叉处稍上方。

内分泌:位于耳甲腔底部近耳屏切迹处。

脾:位于耳甲腔的后上方。

胃:耳轮脚消失处周围。

饥点:外鼻与肾上腺连线之中点。

肺:心区上、下方。

三焦:耳甲腔底部内分泌穴上方。

大肠:耳轮脚上方内 1/3 处。

内生殖器:位于三角窝前 1/3 中部凹陷处。

丘脑:位于对耳屏内侧面,中线下端。

脑点:位于对屏尖与轮屏切迹之间。

卵巢:屏间切迹外与对耳屏内侧缘之间。

渴点:外鼻与屏尖连线中点。

心:在耳甲腔正中凹陷处。

肾:对耳轮上、下脚分叉处下方。

五、芒针法

芒针是一种特制的长针,用较细而富有弹性的不锈钢丝制成,因形状细长像麦芒,故称为芒针,是由古代九针之一的"长针"发展而来。具有疏通经络、调节人体脏腑功能的作用。常用芒针的长度为5.0～8.0寸,也有长度在1尺以上的。

1. 主穴　气海、关元、水道、中脘、天枢、大横、足三里。

2. 配穴　脾胃积热加支沟、内庭、曲池、上巨虚;脾虚湿困加丰隆、中脘、阴陵泉;气滞血瘀加血海、三阴交;脾肾阳虚加太溪、复溜、命门、三阴交。

3. 操作方法　芒针治疗时,选穴要"少而精",一般只需选用1～2个主要穴位即可,针刺穴位的顺序是自上而下,若患者须采用三种体位时,先针背部,再针侧部,后针腹部。即先请患者俯卧,再侧卧,最后取仰卧位。芒针针体较长,需细心操作,切勿马虎大意,出现断针、损伤神经等危险。具体步骤如下。

(1)进针:进针时要避免疼痛,尽量达到无痛进针。临床施术时,一方面,要分散患者的注意力,使其消除对针刺治疗的恐惧心理;另一方面,要注意针具是否合格,指力是否有力和运用的适当。进针时先取好穴位,局部皮肤消毒后,刺手执针,使针尖抵触穴位,然后押手配合,利用指力和腕力,压捻结合,迅速刺过表皮。穿皮时手法动作要敏捷,以减轻患者痛感。捻转宜轻巧,幅度不宜过大。最好在180°～360°为宜。

(2)捻转:当进针达到一定深度后,可以施行捻转手法。在针体进出过程中,始终使针处于捻转之下的转动状态。在捻转时务必轻捻缓进,左右交替;以拇指对示、中两指的前后捻转为主,不能只向单一方向捻转。如果不是这样,针身易缠绕肌肉纤维,增加患者疼痛。捻转还有另一种含义,就是在刺入一定深度后,捻转的动作按一定的规律结合轻重、快慢的不同要求,可以起到一定的补泻作用。

(3)手法与留针:用5寸长芒针刺气海、关元、水道、天枢、大横、中脘各3.5～4寸,气海、关元、水道用捻转补法,令针感向脐上放散,天枢、大横、中脘用平补平泻令针感在局部放散,足三里用芒针刺1.5～2寸,施捻转补法,丰隆、内庭、支沟、曲池施捻转泻法,太溪、命门、三阴交施捻转补法,余法均用平补平泻。留针20～30分钟。每日1次,6次为1个疗程。

（4）出针：在针刺施术完毕后，应把针退出。方法是缓缓退向皮肤表面，再轻轻抽出，以免出血或疼痛。如出针后发生血液从针孔迅速溢出或喷射者，为针尖刺破小动脉所致，此时不论补法或泻法，均应以干棉球立即按压出血处，静止片刻，直到血液停止溢出为止。

术者的态度在芒针针刺操作中更为重要，施术过程中，务必十分专心，审慎从事，持针必须运用好指力。在操作过程中要集中精力，注意针刺手法是否恰当，针刺过程中密切观察患者的反应，使患者能和术者合作，配合治疗。术者必须认真负责，胆大心细，注意力要集中在手法操作上。同时要及时注意在治疗过程中可能发生的问题，以防止晕针和其他事故。

4. 注意事项

（1）患者如初次接受芒针治疗，要耐心地对他作一般情况介绍，劝其不要惊惧，不可随便移动体位。并注意取穴宜少、手法宜轻。

（2）对肌肉过于紧张坚韧不易进针，刺下即感疼痛，或皮肤十分松弛者，进针时必须格外小心，可以用转移患者注意力的方法辅助之。

（3）诊断未明的急性疾病，切勿滥用芒针治疗，以免延误病情。

（4）过饥、过饱、酒醉、过度疲劳和某些不能合作的患者，应改在较适宜的情况下再施行芒针治疗。

5. 穴位定位　见图 2-77～图 2-86。

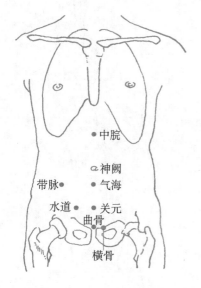

图 2-77　带脉、水道、曲骨等穴位置

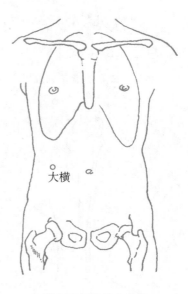

图 2-78　大横穴位置

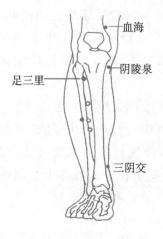

图 2-79　血海、阴陵泉等穴位置

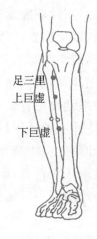

图 2-80　上巨虚、下巨虚等穴位置

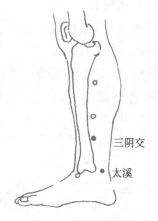

图 2-81　三阴交、太溪穴位置

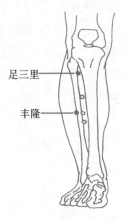

图 2-82　丰隆、足三里穴位置

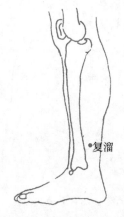

图 2-83　复溜穴位置

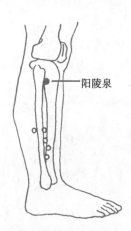

图 2-84　阳陵泉穴位置

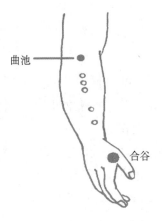

图 2-85　曲池、合谷穴位置

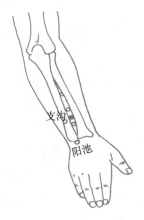

图 2-86　阳池、支沟穴位置

气海：在下腹部，当前正中线，脐中下 1.5 寸。

关元：在下腹部，当前正中线，脐中下 3 寸。

水道：在下腹部，当脐中下 3 寸，距前正中线 2 寸。

中脘：在上腹部，当前正中线，脐中上 4 寸。

天枢：在腹中部，距脐中 2 寸。

大横：在腹中部，距脐中 4 寸。

足三里：在小腿前外侧，犊鼻下 3 寸，距胫骨前缘 1 横指。

支沟：在前臂背侧，当阳池与肘尖的连线上，腕背横纹上 3 寸，尺骨与桡骨之间。

内庭：在足背，当第 2、3 趾间，趾蹼缘后方赤白肉际处。

曲池：在肘横纹外侧端，屈肘，当尺泽与肱骨外上髁连线中点。

上巨虚：在小腿前外侧，当犊鼻下 6 寸，距胫骨前缘 1 横指（中指）。

丰隆：在小腿前外侧，当外踝尖上 8 寸，条口外，距胫骨前缘 2 横指。

阴陵泉：在小腿内侧，当胫骨内侧髁后下方凹陷处。

血海：屈膝，在大腿内侧，髌底内侧端上 2 寸，当股四头肌内侧头的隆起处。

三阴交：在小腿内侧，当足内踝尖上 3 寸，胫骨内侧缘后方。

太溪：在足内侧内踝后方，当内踝尖与跟腱之间的凹陷处。

复溜：太溪穴上 2 寸，当跟腱的前缘。

命门：在腰部，当后正中线，第 2 腰椎棘突下凹陷中。

六、穴位敷贴法

穴位敷贴疗法通过穴位经络或者局部给药,可以同时发挥药物和穴位的双重作用。药物通过透皮吸收,在局部达到一定的血药浓度,并且刺激局部经络穴位,激发全身经气,发挥最大的全身药理作用。

1. 减肥原理　采用特制的膏药敷在人体特定的穴位上,通过刺激穴位及药物的渗透吸收,起到疏通经络、散寒祛湿、温肿化痰、理气活血、调整脏腑、补养阳气的作用,以增强患者的胃肠功能,达到减肥消脂的功能。

2. 分型配方

(1)胃热滞脾型肥胖症:方用厚朴花、代代花、枳壳、苍术各 30g,小茴香、大黄各 150g。水煎 3 次,浓缩成膏,制成药饼(6 厘米×6 厘米)若干块,装入稀薄布制成的袋内,敷贴中脘、神阙穴上,15～20 日更换 1 次。

(2)脾虚湿盛型肥胖症:方用佩兰 200g,白芷、苍术各 15g,独活、木香各 10g,花椒、艾叶各 5g,桂枝 12g。水煎 3 次,浓缩提取烘干,研成细末,装入小布袋内,敷贴于神阙穴上,15～20 日更换 1 次,3～6 次为 1 个疗程。一般 2～3 个疗程可使体重恢复正常。

(3)气滞血瘀型肥胖症:方用当归 30g,川芎 15g,细辛、三棱、莪术各 10g,乳香、没药、丁香各 5g,冰片(另研粉)3g。水煎 3 次,浓缩提取,烘干研粉,制成 8 厘米×8 厘米药饼,装入薄布制成的布袋中,敷贴于神阙穴上,15～20 日更换 1 次,3 次为 1 个疗程。一般 1～3 个疗程可使体重正常。

七、穴位埋线法

穴位埋线法是以特殊的针具将可被人体吸收的羊肠线埋植在相应穴位中,利用其对穴位的持续性刺激作用来治疗疾病的方法。将穴位埋线运用于减肥是中医继针灸减肥后推出的新方法,以线代针,调整体内的内分泌、神经系统及新陈代谢,来达到减肥目的。穴位埋线减肥法是针灸减肥的延伸和发展,是改良式针灸。此法 15 天埋线 1 次,免除了肥胖患者每天治疗 1 次的麻烦和痛苦,是繁忙现代人首选的减肥法。

1. 减肥原理　穴位埋线减肥是根据患者的个体差异,不同的症状,不同的肥胖机制,进行合理有效的辨证选穴,在相应的穴位埋入蛋白质磁化线

（以线代针），来达到"健脾益气、疏通经络、调和阴阳气血"的作用，从而调整了患者的自主神经和内分泌功能。穴位埋线一方面抑制了患者亢进的食欲，同时也抑制了患者亢进的胃肠消化吸收，从而减少能量的摄入；另一方面它可以刺激患者迟钝的自主神经（交感神经），使其功能活跃，增加能量消耗，促进体内脂肪分解。所以穴位埋线减掉的是人体的脂肪而不是水分，并能保证减肥过程中人体的健康和精力的旺盛，且反弹率极低，这是穴位埋线减肥的最大优点。穴位埋线还可以改善患者糖类代谢、增强身体内分泌系统的功能等。

2. 辨证取穴

胃肠积热：中脘、天枢、曲池、合谷、脾俞、胃俞、足三里。

脾虚不运：脾俞、胃俞、大横、建里、足三里、气海、关元。

痰湿内盛：中脘、下脘、水分、三阴交、天枢、脾俞、足三里、丰隆。

气滞血瘀：中脘、三阴交、水分、天枢、大横、足三里、阳陵泉、血海。

脾肾阳虚：中脘、大横、气海、关元、命门、脾俞、肾俞、太溪。

随症配穴：便秘加支沟、天枢，胃中嘈杂易饥加中脘、梁丘，高脂血症加阳陵泉、丰隆、太冲，尿少水肿加阴陵泉，纳呆腹胀加中脘，嗜睡健忘加百会、丰隆，阳痿早泄加关元、中极，心悸气促加内关，上腹部肥胖配天枢、梁门透建里，中腹肥胖配滑肉门透神阙旁，下腹肥胖配水道，颈项肥胖配风池、颈夹脊，大腿肥胖配风市、殷门、髀关。

3. 操作方法 腹部穴位用穿线法，术者在患者穴位消毒局麻后，将2号羊肠线穿于大号三角针上，从穴位上方进针，穿过穴位下肌层，从穴位下方穿出，牵拉刺激穴位，用强刺激泻法，减去线头。四肢穴位用注线法，用装羊肠线的穿刺针刺入穴内1～2厘米，肌肉薄处埋入1号羊肠线1厘米，肌肉厚处埋入2号羊肠线2～3厘米。诸穴外盖敷料，每15天埋线1次，5次为1个疗程。

4. 穴位定位 见图2-87～图2-100。

中脘：在上腹部，前正中线，当脐中上4寸。

建里：在上腹部，前正中线，当脐中上3寸。

下脘：在上腹部，前正中线，当脐中上2寸。

水分：在上腹部，前正中线，当脐中上1寸。

滑肉门：脐中上1寸，前正中线旁开2寸。

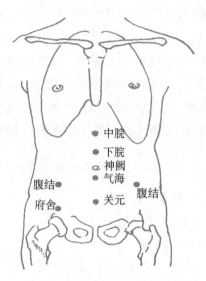

图 2-87　下脘、腹结、府舍等穴位置

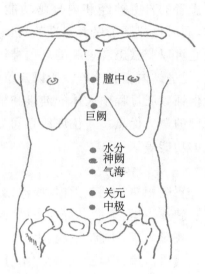

图 2-88　膻中、巨阙、中极等穴位置

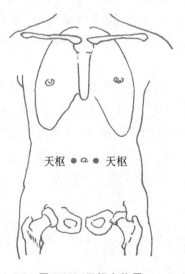

图 2-89　天枢穴位置

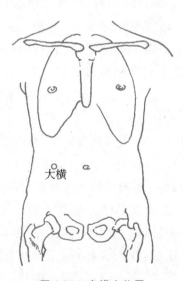

图 2-90　大横穴位置

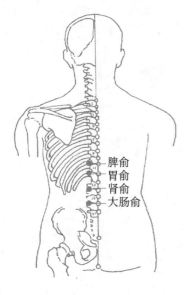

图 2-91 脾俞、大肠俞等穴位置

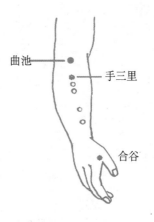

图 2-92 手三里、合谷等穴位置

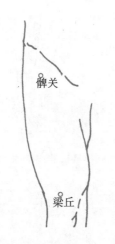

图 2-93 髀关、梁丘穴位置

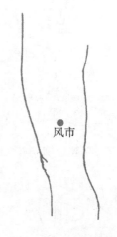

图 2-94 风市穴位置

神阙:在腹中部,脐中央。

天枢:在腹中部,距脐中 2 寸。

大横:在腹中部,距脐中 4 寸。

气海:在下腹部,前正中线,当脐中下 1.5 寸。

关元:在下腹部,前正中线,当脐中下 3 寸。

中极:在下腹部,前正中线,当脐中下 4 寸。

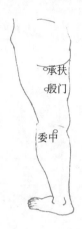

图 2-95　承扶、殷门、委中穴位置

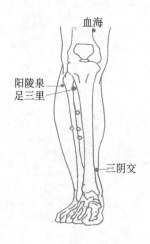

图 2-96　阳陵泉、三阴交等穴位置

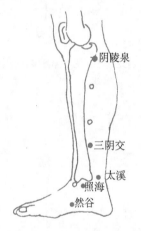

图 2-97　阴陵泉、照海等穴位置

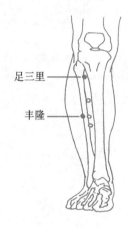

图 2-98　足三里、丰隆穴位置

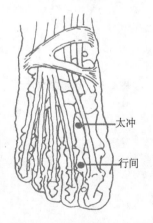

图 2-99　太冲、行间穴位置

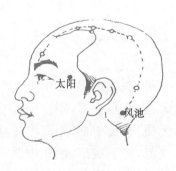

图 2-100　太阳、风池穴位置

水道:在下腹部,当脐中下 3 寸,距前正中线 2 寸。

脾俞:在背部第 11 胸椎棘突下,旁开 1.5 寸。

胃俞:在背部第 12 胸椎棘突下,旁开 1.5 寸。

肾俞:仰卧,在腰部第 2 腰椎棘突下,旁开 1.5 寸。

命门:仰卧位,在腰部,当后正中线,第 2 腰椎棘突下凹陷中。

曲池:在肘横纹外侧端,屈肘,当尺泽与肱骨外上髁连线中点。

支沟:在前臂背侧,当阳池与肘尖的连线上,腕背横纹上 3 寸,尺骨与桡骨之间。

合谷:在手背,第 1、2 掌骨间,当第 2 掌骨桡侧的中点处。

梁丘:屈膝,在大腿前面,当髂前上棘与髌底外侧端的连线上,髌底上 2 寸。

风市:在大腿外侧部的正中线,当腘横纹上 7 寸,或直立垂手时中指尖处。

殷门:在大腿后面,承扶与委中的连线上,承扶下 6 寸。

髀关:在大腿前面,当髂前上棘与髌底外侧端的连线上,屈股时平会阴,缝匠肌外侧凹陷处。

血海:屈膝,在大腿内侧,髌底内侧端上 2 寸,当股四头肌内侧头的隆起处。

阳陵泉:在小腿外侧,当腓骨小头前下方凹陷处。

足三里:在小腿前外侧,犊鼻下 3 寸,距胫骨前缘 1 横指。

丰隆:在小腿前外侧,当外踝尖上 8 寸,条口外,距胫骨前缘二横指。

三阴交:在小腿内侧,当足内踝尖上 3 寸,胫骨内侧缘后方。

太溪:在足内侧内踝后方,当内踝尖与跟腱之间的凹陷处。

太冲:在足背侧,当第 1 趾骨间隙的后方凹陷处。

百会:在头部,前发际正中直上 5 寸,或两耳尖连线的中点处。

风池:在项部,当枕骨之下,与风府相平,胸锁乳突肌与斜方肌上端之间的凹陷处。

八、艾灸减肥法

灸法是利用某些易燃材料和药物,以烧灼、熏熨和贴敷腧穴或患处,通过疏通经络的作用,达到治疗和保健目的的一种外治疗法。

艾灸减肥适用于脾肾阳虚的肥胖患者,其原理:①施灸材料主要是艾叶制成的艾绒,《本草》载:"艾叶能灸百病。"《本草从新》曰:"艾叶苦辛,性温,属纯阳之性,能回垂危之阳,通十二经、走三阴、理气血、逐寒湿、暖子宫……以之灸火,能透诸病而除百病。"说明灸法以艾火的温通经络作用,可行气活血。②《扁鹊心书》指出:"夫人之真元,乃一身之主宰,真气壮则人强,真气虚则人病,真气脱则人死。保命之法,艾灸第一。"艾灸有培补元气之作用。③对脾胃有明显的强壮作用。《针灸资生经》里说:"凡饮食不思、心腹膨胀、面色萎黄,世谓之脾胃病者,宜灸中脘",在中脘施灸,可以温运脾阳,补中益气。

1. 温针灸(图 2-101)

主穴:中脘、水分、天枢、气海、关元、脾俞、肾俞。

配穴:小便不利,浮肿加水道、阴陵泉;腹胀、腹泻加足三里;头晕目眩、呕吐痰涎加丰隆。

操作方法:此是针刺与艾灸结合使用的一种方法,使热力通过针身传入体内。适用于既需要留针又须施灸的疾病。操作方法是针刺得气后,将毫针固定在适当的深度,用艾绒捏在针柄上点燃,直到燃完为止。也可在针柄上穿置一段艾条(长 1~2 厘米)施灸。待艾绒燃尽之后,易炷再灸,每次 2~3 壮。每日 1 次或隔日 1 次,1 个月为 1 个疗程。

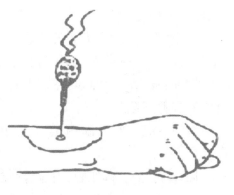

图 2-101　温针灸

穴位定位:见图 2-102~图 2-107。

中脘:在上腹部,前正中线,当脐中上 4 寸。

水分:在上腹部,前正中线,当脐中上 1 寸。

天枢:在腹中部,距脐中 2 寸。

气海:在下腹部,当前正中线,脐中下 1.5 寸。

关元:在下腹部,当前正中线,脐中下 3 寸。

水道:在下腹部,当脐中下 3 寸,距前正中线 2 寸。

脾俞:在背部第 11 胸椎棘突下,旁开 1.5 寸。

肾俞:仰卧,在腰部第 2 腰椎棘突下,旁开 1.5 寸。

阴陵泉:在小腿内侧,当胫骨内侧髁后下方凹陷处。

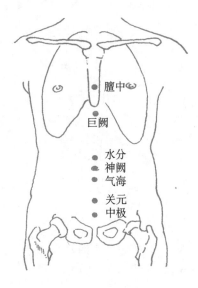

图 2-102　水分、神阙等穴位置

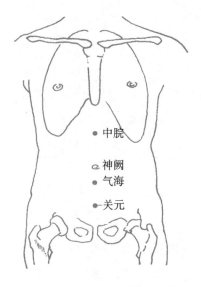

图 2-103　中脘、关元等穴位置

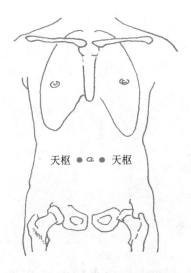

图 2-104　天枢穴位置

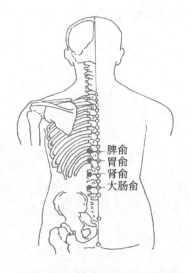

图 2-105　脾俞、胃俞等穴位置

足三里：在小腿前外侧，犊鼻下 3 寸，距胫骨前缘 1 横指。

丰隆：在小腿前外侧，当外踝尖上 8 寸，条口外，距胫骨前缘二横指。

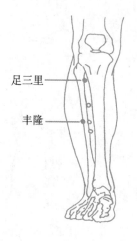

图 2-106　足三里、丰隆穴位置

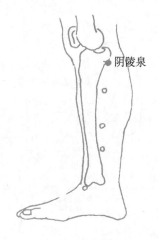

图 2-107　阴陵泉位置

2. 隔姜灸（图 2-108）

主穴：阳池、三焦俞。

配穴：地机、命门、三阴交、大椎。

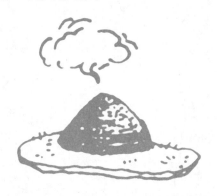

图 2-108　隔姜灸

操作方法：每次取主穴及配穴各 1 个穴，用鲜姜切成直径 2～3 厘米、厚 0.2～0.3 厘米的薄片，中间以针刺数孔，然后将姜片置于应灸的腧穴部位或患处，上置高 1cm 的艾炷于穴位上施灸，当艾炷燃尽，再易炷施灸。每次灸 5～6 壮，以使皮肤红润而不起疱为度。每日 1 次，1 个月为 1 个疗程。

穴位定位：见图 2-109～图 2-112。

阳池：腕背横纹中，指总伸肌腱尺侧缘凹陷中。

三焦俞：在腰部第 1 腰椎棘突下，旁开 1.5 寸。

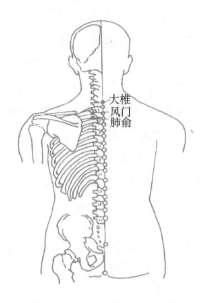

图 2-109　大椎、风门等穴位置

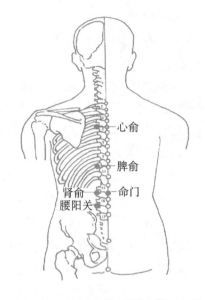

图 2-110　心俞、命门、腰阳关等穴位置

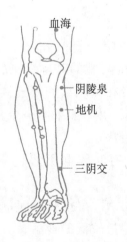

图 2-111　阴陵泉、三阴交等穴位置

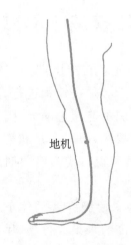

图 2-112　地机穴位置

地机：在小腿内侧，当足内踝尖与阴陵泉的连线上，阴陵泉下 3 寸。

三阴交：在小腿内侧，当足内踝尖上 3 寸，胫骨内侧缘后方。

命门：仰卧位，在腰部，当后正中线，第 2 腰椎棘突下凹陷中。

大椎：在后正中线，第 7 颈椎棘突下凹陷中。

3. 注意事项

（1）将点燃的艾条或艾炷对准穴位，使局部感至有温和的热力，以感觉温热舒适，并能耐受为度。

（2）施灸时一般是先灸上部，后灸下部、腹部；先灸头身，后灸四肢。如不讲灸法次序，先灸下部、后灸头部，患者常出现面热、咽干等症。施灸时要注意安全，防止燃烧的艾绒燃火或脱落，烧损皮肤或衣物。

（3）艾灸时间，可在 3～5 分钟，最长 10～15 分钟为宜。通常，健身灸时间可略短，病后康复施灸的时间可略长；春、夏二季，施灸时间宜短，秋冬宜长；四肢、胸部施灸时间宜短，腹、背部施灸时间宜长，老人、妇女、儿童施灸时间宜短，青壮年施灸时间可略长。

（4）施灸后，局部皮肤出现微红灼热的属正常现象，无须处理，很快即可自行消失。若出现水疱，小者可自行吸收，大者可用消毒毫针刺破放出液体，再涂以獾油或甲紫，并以消毒纱布包敷。

（5）对孕妇的腹部和腰骶部也不宜施灸。

九、针灸减肥的注意事项

1. 减肥者在减肥期间严格遵照医嘱是获得减肥的基本保证。中医经络减肥要求必须按疗程进行，这样就要求减肥者在减肥期间要连续进行，最多间隔时间不能超过两天，因每个人肥胖程度不一样，如果第一个月没有达到理想的要求，第二个月和第三个月也应坚持治疗。

2. 因为脂肪代谢需要时间，在减肥过程中有时体重变化不明显，属正常现象。

3. 为了使肥胖者的体重尽快恢复到正常水平，在减肥期间，应避免进食含糖过高的水果或食品，尽量吃些无糖或含糖量较低的食品。

4. 补充水分，特别是多喝热水以加快血液循环，增进新陈代谢。

5. 适当地增加一些低强度、高密度的体育锻炼及家务劳动，在抑制脂肪合成的同时，加速脂肪的分解与代谢。

6. 适当延长进食，确保营养平衡、热量平衡、进食方法平衡。注意睡眠的间隔时间，切忌食后即睡。

7. 杜绝"狼吞虎咽"，提倡细嚼慢咽，避免一次多食，在总热量相同前提下，提倡多次少食。

第三章 刮痧减肥

刮痧疗法是一种用光滑扁平的器具蘸上介质推刮或用手钳拉患处以达到治病目的的一种简单实用的自然疗法(图 3-1)。

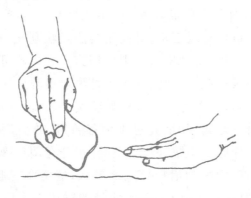

图 3-1 刮痧

一、刮痧减肥的原理

1. 中医学认为刮痧可以刺激经络、皮部。肥胖是膏脂、痰浊、水湿积聚体内,泛溢于肌肤经络之间形成。刮痧可作用于经络腧穴,通过激发经络气血,协调机体功能,扶正祛邪以达到治疗肥胖的目的。还可以通过刺激十二皮部来调节脏腑功能。脾胃积热,食欲亢进,消谷善饥,或脾胃虚弱,水谷不化,水湿内停,腹部肥硕,胸腹部是肾胃经的皮部,刮痧作用于胃经皮部以调整脾胃功能,使脾胃健运,水湿痰浊得以运化,达到减肥轻身效果。

2. 现代医学认为刮痧可以促进代谢。人体皮肤有大量的血管、淋巴管、汗腺和皮脂腺,它们参与机体的代谢过程,并有调节体内温度,保护皮下组织不受伤害的功能。刮痧的机械作用,使皮下充血,毛细血管扩张,体内代谢增加,人体大量排汗,能量消耗也随之增加;另外刮痧还可以通过刺激神经末梢,对神经系统产生良性调节,自主神经功能正常,能促进患者胃肠蠕动,提高其肠胃的吸收能力与排泄废物的功能,从而提高机体代谢能力,以利于减肥。

二、辨证论治

1. 脾胃积热

选穴:中脘至水分,梁门至水道,伏兔至梁丘,足三里至下巨虚。

操作方法:患者仰卧位,术者持刮痧板蘸刮痧介质后,用泻法线状刮拭患者腹部任脉自上而下由中脘至水分,足阳明胃经自下而上,由水道至梁门、梁丘至伏兔、下巨虚至足三里;继而用泻法点状刮拭中脘、滑肉门、伏兔、足三里、上巨虚、下巨虚,直到皮肤出现痧痕为止。施术可以每天进行,待体重稍有减轻可以隔天一次,大致治疗1个月可取得明显疗效。

方义:脾胃积热常见于青少年或体质壮实之人,阳气偏盛,血气方刚,脏腑功能亢进。脾胃主运化,功能亢进则消谷善饥,故要泻其有余,清泻胃热以平偏亢之阳热。任脉之中脘、建里、下脘、水分有调理脾胃之功,中脘又为腑会,胃为六腑之首,中脘为治疗胃疾之要穴,能清泻胃肠积热。足阳明乃多气多血之经,气宜泻而不宜补,对阳明经的梁门至下巨虚用泻法,可泻阳明经有余经气,恢复胃腑功能。足三里、上巨虚、下巨虚分别为胃、大肠、小肠的下合穴,"合治内腑",故能清泻脾胃积热。若伴有口疮、口臭,可点刮曲池、合谷、内庭;若伴有口干、口渴,可点刮曲池、手三里;若伴有便秘,可点刮支沟、三阴交。

穴位定位:见图3-2~图3-7。

中脘:在上腹部,前正中线,当脐中上4寸。

水分:在上腹部,前正中线,当脐中上1寸。

水道:在下腹部,当脐中下3寸,距前正中线2寸。

梁门:在上腹部,当脐中上4寸,距前正中线4寸。

伏兔:在大腿前面,当髂前上棘与髌底外侧端的连线上,髌底上6寸。

梁丘:屈膝,在大腿前面,当髂前上棘与髌底外侧端的联机上,髌底上2寸。

下巨虚:在小腿前外侧,当犊鼻下9寸,距胫骨前缘1横指(中指)。

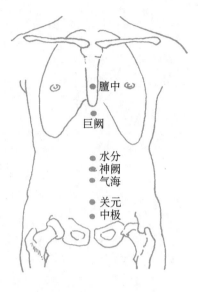

图 3-2　巨阙、气海等穴位置

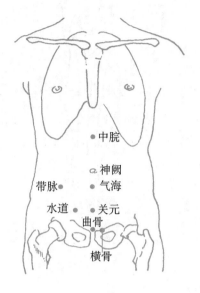

图 3-3　中脘、横骨等穴位置

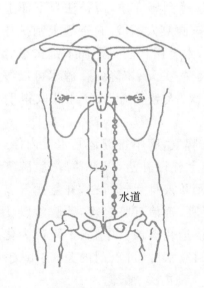

图 3-4　水道穴位置

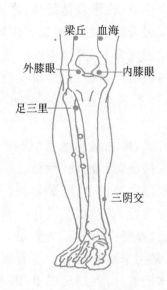

图 3-5　内膝眼、外膝眼等穴位置

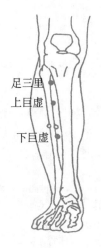

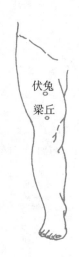

图 3-6　上巨虚、下巨虚穴位置　　　　　　图 3-7　伏兔、梁丘穴位置

2. 痰湿内盛

选穴：中脘至水分，气海至关元，腹哀至腹结，阴陵泉至三阴交，脾俞至肾俞，丰隆穴。

操作方法：患者仰卧位，术者持刮痧板蘸刮痧介质，用补法自下而上线状刮拭患者脾经的三阴交至阴陵泉、腹结至腹哀穴，补法自下而上刮拭任脉的关元至气海，水分至中脘。患者俯卧位，术者用补法自上而下刮拭患者膀胱经的脾俞至肾俞；而后重点点刮中脘、大横、关元、丰隆穴。施术可以每天进行，待患者体重稍有减轻可以隔天一次，大致治疗 1 个月可取得明显疗效。

方义：脾主运化水谷，饮食不节，损伤脾气，脾不得健运则水湿内停，聚久生成痰浊，泛溢肌肤经络之间。在脾经上施以补法，以补益脾气，脾气健运则水湿痰浊得化，肥胖可减。气海、关元乃人身元气所在，补益元气以推动气血运行，有助水湿运化。背俞穴应五脏，善治五脏之疾，补脾俞以使脾气健运，补肾俞以使元气充足，皆可以加快运化痰浊。中脘、丰隆都为化痰要穴，常用于减肥轻身。若有面目郁胀，四肢水肿，可点刮内关、三阴交；若有身体困乏，可点刮足三里；若有嗜睡，可点刮内关、照海。

穴位定位：见图 3-8～图 3-11。

中脘：在上腹部，前正中线，当脐中上 4 寸。

水分：在上腹部，前正中线，当脐中上 1 寸。

气海：在下腹部，当前正中线，脐中下 1.5 寸。

关元:在下腹部,当前正中线,脐中下 3 寸。

腹哀:脐中上 3 寸,前正中线旁开 4 寸。

腹结:在下腹部,大横下 1.3 寸,距前正中线 4 寸。

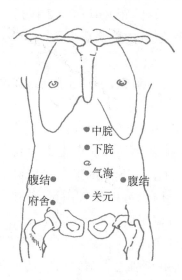

图 3-8 中脘、气海等穴位置

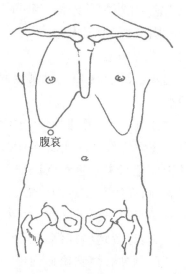

图 3-9 腹哀穴位置

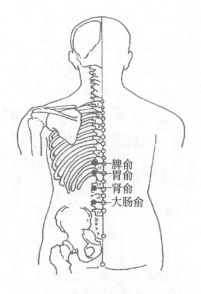

图 3-10 脾俞、大肠俞等穴位置

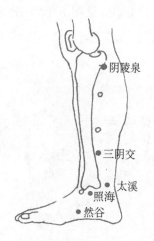

图 3-11 阴陵泉、三阴交、太溪等穴位置

脾俞:在背部第 11 胸椎棘突下,旁开 1.5 寸。

肾俞:仰卧,在腰部第 2 腰椎棘突下,旁开 1.5 寸。

阴陵泉:在小腿内侧,当胫骨内侧髁后下方凹陷处。

丰隆:在小腿前外侧,当外踝尖上 8 寸,条口外,距胫骨前缘 2 横指。

三阴交:在小腿内侧,当足内踝尖上 3 寸,胫骨内侧缘后方。

3. 气滞血瘀

选穴:天枢至归来,腹哀至腹结、阴陵泉至三阴交,膈俞至脾俞,血海至三阴交。

操作方法:患者仰卧位,术者持刮痧板蘸刮痧介质,用补法自下而上线状刮拭患者脾经的三阴交至阴陵泉、腹结至腹哀穴。补法自上而下刮拭胃经的天枢至归来。患者俯卧位,术者用补法自上而下刮拭患者膀胱经的膈俞至脾俞;而后重点点刮血海、三阴交、公孙。施术可以每天进行,待患者体重稍有减轻可以隔天一次,大致治疗 1 个月可取得明显疗效。

方义:患者情绪抑郁,或激动恼怒伤肝,肝主疏泄,主藏血,肝气不舒,则身体郁胀,胁肋疼痛,瘀血内停,月经不调,选用背俞之膈俞、肝俞,活血化瘀要穴血海、三阴交,以疏肝解郁,行气化滞。"见肝之病,知肝传脾,当先实脾",故选用脾经腹哀、腹结、阴陵泉、三阴交等施以补法,顾护脾胃,使运化正常。若胁肋疼痛,可点刮期门、章门;若食欲亢进,可点刮中脘、足三里、内庭;若性情急躁易怒,可点刮阳陵泉、胆俞。

穴位定位:见图 3-12～图 3-15。

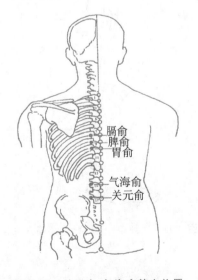

图 3-12　关元俞、气海俞等穴位置

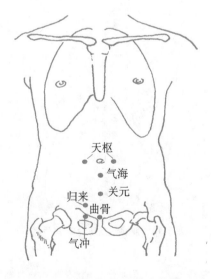

图 3-13　天枢、气冲等穴位置

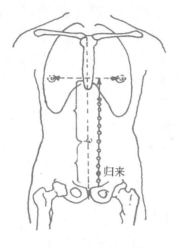

图 3-14　归来穴位置

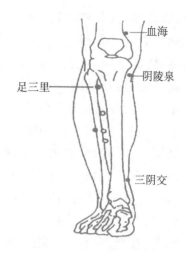

图 3-15　血海、足三里等穴位置

天枢：在腹中部，距脐中 2 寸。

归来：在下腹部，当脐中下 4 寸，距前正中线 2 寸。

腹哀：脐中上 3 寸，前正中线旁开 4 寸。

腹结：在下腹部，大横下 1.3 寸，距前正中线 4 寸。

膈俞：在背部第 7 胸椎棘突下，旁开 1.5 寸。

脾俞：在背部第 11 胸椎棘突下，旁开 1.5 寸。

血海：屈膝，在大腿内侧，髌底内侧端上 2 寸，当股四头肌内侧头的隆起处。

阴陵泉：在小腿内侧，当胫骨内侧髁后下方凹陷处。

三阴交：在小腿内侧，当足内踝尖上 3 寸，胫骨内侧缘后方。

4. 脾肾阳虚

选穴：中脘至水分，气海至关元，腹哀至腹结，阴陵泉至三阴交，脾俞至关元俞，足三里、太溪、肾俞。

操作方法：患者仰卧位，术者持刮痧板蘸刮痧介质，用补法自下而上刮拭患者任脉的关元至气海，水分至中脘。补法自下而上线状刮拭患者脾经的三阴交至阴陵泉、腹结至腹哀穴。患者俯卧位，术者用补法自上而下刮拭膀胱经的脾俞至关元俞；而后重点点刮足三里、太溪、肾俞。注意患者属虚性体质，操作时手法要轻柔，不要求痧痕出现。施术可以隔天 1 次，不可过勤，要求患者须坚持治疗 2 个月以上。

方义：中老年人，脾肾阳虚，元阳不足，代谢缓滞，易于内生瘀血。选用任脉、脾胃经、五脏背俞穴,重用补法以使肾气充沛,五脏健运,膏脂痰浊得以运化。太溪为肾经原穴,肾俞为背俞穴,可以补益元气,增强代谢。若形寒怕冷、腰膝冷痛,可点刮命门;若小便清长、大便溏烂,可点刮中极、太白。

穴位定位:参见图 3-1~图 3-15 相应穴位图。

中脘:在上腹部,前正中线,当脐中上 4 寸。

水分:在上腹部,前正中线,当脐中上 1 寸。

气海:在下腹部,当前正中线,脐中下 1.5 寸。

关元:在下腹部,当前正中线,脐中下 3 寸。

腹哀:脐中上 3 寸,前正中线旁开 4 寸。

腹结:在下腹部,大横下 1.3 寸,距前正中线 4 寸。

脾俞:在背部第 11 胸椎棘突下,旁开 1.5 寸。

关元俞:在腰部第 5 腰椎棘突下,旁开 1.5 寸。

肾俞:仰卧,在腰部第 2 腰椎棘突下,旁开 1.5 寸。

阴陵泉:在小腿内侧,当胫骨内侧髁后下方凹陷处。

足三里:在小腿前外侧,当犊鼻下 3 寸,距胫骨前缘一横指。

三阴交:在小腿内侧,当足内踝尖上 3 寸,胫骨内侧缘后方。

太溪:在足内侧内踝后方,当内踝尖与跟腱之间的凹陷处。

三、刮痧注意事项

(一)术前

1. 刮痧前暴露皮肤,且刮痧时皮肤汗孔开泻,如遇风寒之邪,可从毛孔直接入里,影响刮痧疗效,而且易引发新的疾病,故刮痧前要选择治疗场所,空气流通,并注意保暖、避风,夏季不可在有过堂风的地方刮痧。

2. 选择舒适的体位,利于刮痧,防止晕刮。

3. 刮痧工具要严格消毒,防止交叉感染。

4. 刮拭前要仔细检查刮痧工具,以免刮伤皮肤。

5. 刮拭前要向患者解释清楚刮痧的一般常识,消除其恐惧心理。

6. 勿在患者过饥、过饱及过度紧张的情况下进行刮痧治疗。

(二)术中

1. 刮痧手法要用力均匀,以患者能耐受为度,达到出痧为止。

2. 老年人刮拭手法要轻缓柔和。

3. 不可一味追求出痧而用重手法或延长刮痧时间。出痧多少受多方面因素影响。一般情况下,血瘀之证、实证、热证,出痧较多;虚证、寒证出痧少。

4. 刮痧过程中,要经常询问患者感受。如遇晕刮,如精神疲惫,头晕目眩,面色苍白,恶心呕吐,出冷汗,心悸,四肢发冷或血压下降、昏迷时,应立即停止刮痧。抚慰患者,帮其平卧,注意保暖,饮温开水或糖水。

(三)术后

1. 刮痧治疗使汗孔开泄,要消耗体内部分津液,故刮痧后饮温水1杯,休息片刻。

2. 刮痧治疗后,为避免风寒之邪侵袭,须待皮肤毛孔闭合恢复原状后,方可洗浴,一般要3小时左右。

第四章　拔罐减肥

　　拔罐疗法是指拔火罐、水罐、药罐的治疗方法。临床最常用的是拔火罐法，即运用特殊的玻璃罐或陶罐、竹罐，借助热力，排出罐内空气，以使罐内形成负压，吸附在皮肤或穴位上，引起皮肤充血或瘀血的治疗方法（图 4-1）。具有温经散寒、行气活血、止痛消肿、拔毒排脓等功效。

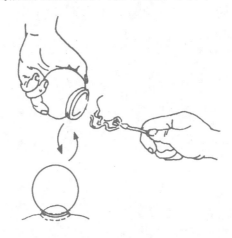

图 4-1　拔罐

一、留罐法

方法 1

　　主穴：中脘、水分、天枢、水道、带脉；肺俞、膈俞、肝俞、脾俞、肾俞。

　　配穴：上肢肥胖加上肢部的排罐，下肢部肥胖加下肢髀关、伏兔、箕门的排罐，臀部肥胖加秩边、环跳、承扶的排罐。

　　操作方法：患者取仰卧位，暴露须拔罐部位（选择肌肉较为丰满、平整处），术者为其施术部位薄薄涂上凡士林油膏，用血管钳夹取 95％ 酒精棉球，点燃后左手持罐，罐口向下，右手持燃有酒精棉球之血管钳，迅速伸入罐内绕一圈,立即抽出,同时将罐叩按在所选部位上。待罐内皮肤隆起并呈红紫现象,留置 10～15 分钟后起罐,左手按住罐口皮肤,右手扶住罐体,空气进入罐内,火罐即可脱落。

穴位定位:见图 4-2～图 4-12。

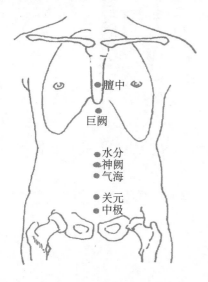

图 4-2 膻中、巨阙等穴位置

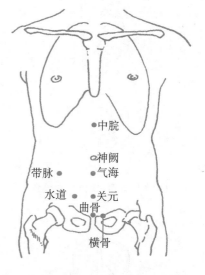

图 4-3 中脘、神阙等穴位置

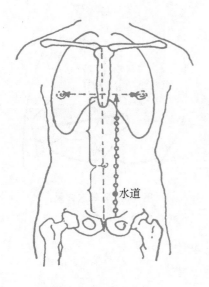

图 4-4 水道穴位置

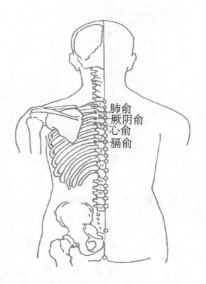

图 4-5 肺俞、膈俞等穴位置

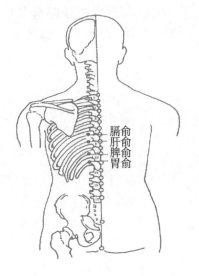

图 4-6　膈俞、胃俞等穴位置

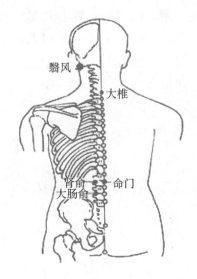

图 4-7　翳风、大椎、命门等穴位置

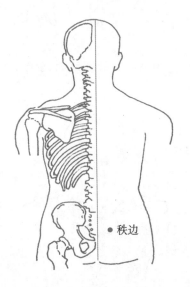

图 4-8　秩边穴位置

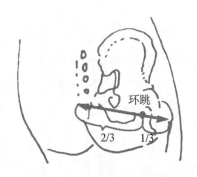

图 4-9　环跳穴位置

中脘:在上腹部,前正中线,当脐中上 4 寸。

水分:在上腹部,前正中线,当脐中上 1 寸。

天枢:在腹中部,距脐中 2 寸。

水道:在下腹部,当脐中下 3 寸,距前正中线 2 寸。

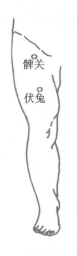

图 4-10 髀关、伏兔穴位置

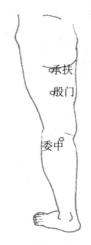

图 4-11 承扶、委中等穴位置

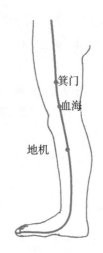

图 4-12 箕门、血海、地机穴位置

带脉:在侧腹部,章门下 1.8 寸,当第 11 肋骨游离端的下方垂线与脐水平线的交点上。

肺俞:在背部第 3 胸椎棘突下,旁开 1.5 寸。

膈俞:在背部第 7 胸椎棘突下,旁开 1.5 寸。

肝俞:正坐或仰卧位,在背部第 9 胸椎棘突下,旁开 1.5 寸。

脾俞:在背部第 11 胸椎棘突下,旁开 1.5 寸。

肾俞:仰卧,在腰部第 2 腰椎棘突下,旁开 1.5 寸。

髀关:在大腿前面,当髂前上棘与髌底外侧端的连线上,屈股时平会阴,缝匠肌外侧凹陷处。

伏兔:在大腿前面,当髂前上棘与髌底外侧端的连线上,髌底上 6 寸。

箕门:在血海穴与冲门穴的连线上,血海穴上 6 寸。

秩边:在臀部,平第 4 骶后孔,骶正中脊旁开 3 寸。

环跳:在股外侧部,侧卧屈股,当股骨大转子最凸点与骶管裂孔连线的外 1/3 与中 1/3 交点上。

承扶:在大腿后面,臀下横纹的中点。

方法 2

主穴:脾俞、胃俞。(高禄纹经验)

配穴:脾胃蕴热配天枢、曲池、内庭、三阴交;脾胃俱虚配中脘、气海、关元、肾俞、足三里;真元不足配肾俞、命门、三阴交、太溪。

97

操作方法:采用单纯拔罐法或针刺后拔罐法,脾胃蕴热型亦可用刺络拔罐法。均留罐 20~25 分钟。隔日 1 次,10 次为 1 个疗程。

穴位定位:见图 4-13~图 4-18。

中脘:在上腹部,前正中线,当脐中上 4 寸。

天枢:在腹中部,距脐中 2 寸。

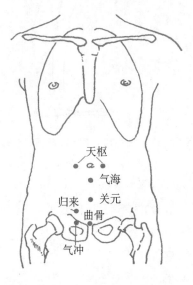

图 4-13　天枢、归来、气冲等穴位置

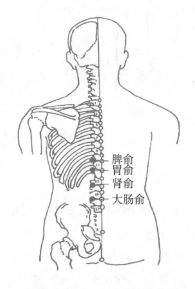

图 4-14　脾俞、大肠俞等穴位置

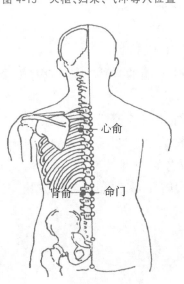

图 4-15　心俞、命门等穴位置

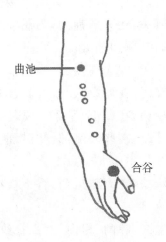

图 4-16　曲池、合谷穴位置

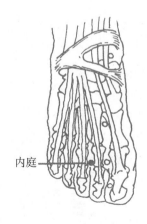

内庭

图 4-17　内庭穴位置

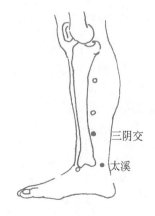

三阴交

太溪

图 4-18　三阴交、太溪穴位置

气海：在下腹部，当前正中线，脐中下 1.5 寸。

关元：在下腹部，当前正中线，脐中下 3 寸。

脾俞：在背部第 11 胸椎棘突下，旁开 1.5 寸。

胃俞：在背部第 12 胸椎棘突下，旁开 1.5 寸。

肾俞：仰卧，在腰部第 2 腰椎棘突下，旁开 1.5 寸。

命门：仰卧位，在腰部，当后正中线，第 2 腰椎棘突下凹陷中。

曲池：在肘横纹外侧端，屈肘，当尺泽与肱骨外上髁连线中点。

足三里：在小腿前外侧，犊鼻下 3 寸，距胫骨前缘 1 横指。

三阴交：在小腿内侧，当足内踝尖上 3 寸，胫骨内侧缘后方。

太溪：在足内侧内踝后方，当内踝尖与跟腱之间的凹陷处。

内庭：在足背，当第 2、3 趾间，趾蹼缘后方赤白肉际处。

方法 3

主穴：关元、脾俞、胃俞。

配穴：脾胃俱旺加胃俞、足三里；脾胃俱虚加三阴交、脾俞；真元不足加命门、太溪。

操作方法：采用单罐或针后加罐。留罐 20 分钟左右，隔日 1 次，10 次为 1 个疗程，疗程间隔 3～5 天。

穴位定位：见图 4-19～图 4-22。

关元：在下腹部，当前正中线，脐中下 3 寸。

脾俞：在背部第 11 胸椎棘突下，旁开 1.5 寸。

99

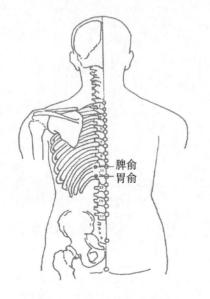

图 4-19　脾俞、胃俞穴位置

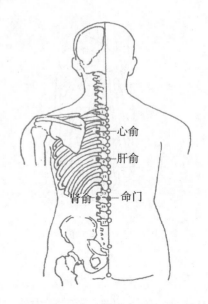

图 4-20　心俞、肝俞、命门等穴位置

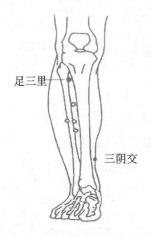

图 4-21　足三里、三阴交穴位置

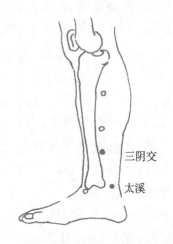

图 4-22　三阴交、太溪穴位置

胃俞：在背部第 12 胸椎棘突下，旁开 1.5 寸。

命门：在腰部，当后正中线，第 2 腰椎棘突下凹陷中。

足三里：在小腿前外侧，犊鼻下 3 寸，距胫骨前缘 1 横指。

三阴交：在小腿内侧，当足内踝尖上 3 寸，胫骨内侧缘后方。

太溪：在足内侧内踝后方，当内踝尖与跟腱之间的凹陷处。

方法 4

主穴:天枢、大横、中脘、关元、足三里(交替)。

操作方法:采用单纯拔罐法,留罐 15～20 分钟,每日 1 次,20 次为 1 个疗程,每个疗程后间休 3 日。

穴位定位:见图 4-23～图 4-24。

天枢:在腹中部,距脐中 2 寸。

大横:在腹中部,距脐中 4 寸。

中脘:在上腹部,当前正中线,脐中上 4 寸。

关元:在下腹部,当前正中线,脐中下 3 寸。

足三里:在小腿前外侧,犊鼻下 3 寸,距胫骨前缘 1 横指。

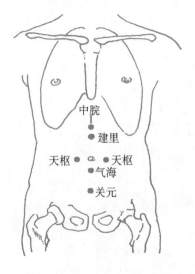

图 4-23　中脘、建里等穴位置

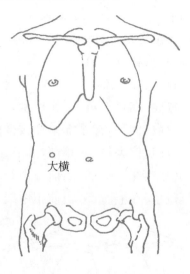

图 4-24　大横穴位置

二、药罐法

方法 1

主穴:肾俞、脾俞、天枢。

配穴:脾胃偏虚配胃俞、中脘、建里;真元不足配气海、关元、中极、命门。

操作方法:采用单纯拔罐法或药罐法。方药为山楂、泽泻各 30g,甘遂 10g,白术、桂枝各 15g;水煎成 30％药溶液,取汁煮竹罐或贮药罐法。留罐 15～20 分钟。每日 1 次,10 次为 1 个疗程。每疗程后,间休 5 日,再行第 2

个疗程,直至患者体重基本恢复正常,改为每月治疗1个疗程,连治1年,以巩固疗效。

方法2

主穴:脾俞、胃俞、足三里、心俞。

配穴:脾胃俱盛加曲池、三阴交;脾胃俱虚加肾俞、气海、中脘;真元不足加命门、三阴交、关元。

操作方法:采用药罐,将利水化痰活血理脾中药(白芥子、甘遂、茯苓、细辛、丹参、干姜、白术各等份)研细末,水调做饼贴敷于穴位,架火法拔罐5分钟,去罐,药饼留6~8h,双侧穴位交替使用,隔日1次,10次为1个疗程,疗程间隔3~5d。可在脂肪堆积明显处,用月球车滚压揉40~50次,留罐吸拔20分钟。

穴位定位:见图4-25~图4-28。

心俞:在背部第5胸椎棘突下,旁开1.5寸。

脾俞:在背部第11胸椎棘突下,旁开1.5寸。

胃俞:在背部第12胸椎棘突下,旁开1.5寸。

肾俞:仰卧,在腰部第2腰椎棘突下,旁开1.5寸。

命门:仰卧位,在腰部,当后正中线,第2腰椎棘突下凹陷中。

中脘:在上腹部,当前正中线,脐中上4寸。

建里:在上腹部,当前正中线,脐中上3寸。

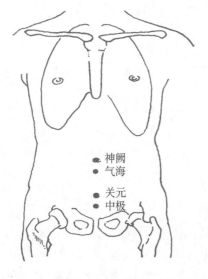

图4-25 神阙、气海、中极等穴位置

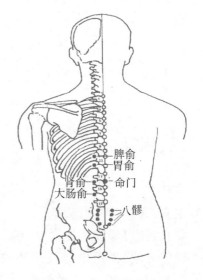

图4-26 脾俞、八髎等穴位置

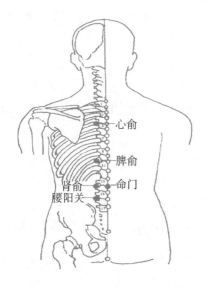

图 4-27　心俞、腰阳关等穴位置

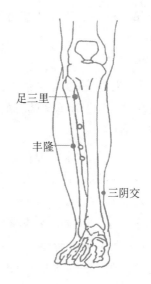

图 4-28　足三里、丰隆、三阴交穴位置

天枢:在腹中部,距脐中 2 寸。

气海:在下腹部,当前正中线,脐中下 1.5 寸。

关元:在下腹部,当前正中线,脐中下 3 寸。

中极:在下腹部,当前正中线,脐中下 4 寸。

足三里:在小腿前外侧,当犊鼻下 3 寸,距胫骨前缘 1 横指。

三阴交:在小腿内侧,当足内踝尖上 3 寸,胫骨内侧缘后方。

曲池:在肘横纹外侧端,屈肘,当尺泽与肱骨外上髁连线中点。

三、留针拔罐法

方法 1

穴位分 2 组:一组为中脘、天枢、关元、足三里;二组为大横、气海、丰隆、三阴交。

操作方法:采用留针拔罐法。先针刺,留针拔罐。留罐 15 分钟。两组穴交替使用。大腿围、臀围较大者,加箕门、髀关。每日 1 次,10 次为 1 个疗程。(高禄纹经验)

方法 2

主穴:关元、水道、天枢。

操作方法:采用留针拔罐法。隔日 1 次,10 次为 1 个疗程,疗程间隔 3～5 天。

方法 3

主穴:天枢、关元、中脘、足三里。

操作方法:采用单纯拔罐法或留针拔罐法。留罐 20 分钟。隔日 1 次,10 次为 1 个疗程。

方法 4

主穴:脾俞、三阴交、足三里。

配穴:第 1 次配关元、水道;第 2 次配中极、天枢。交替使用。

操作方法:采用单纯拔罐法或留针拔罐法。留罐 20 分钟。每日或隔日 1 次,10 次为 1 个疗程。

穴位定位:见图 4-29～图 4-34。

中脘:在上腹部,当前正中线,脐中上 4 寸。

天枢:在腹中部,距脐中 2 寸。

气海:在下腹部,当前正中线,脐中下 1.5 寸。

大横:在腹中部,距脐中 4 寸。

关元:在下腹部,当前正中线,脐中下 3 寸。

中极:在下腹部,当前正中线,脐中下 4 寸。

水道:在下腹部,当脐中下 3 寸,距前正中线 2 寸。

箕门:在血海穴与冲门穴的连线上,血海穴上 6 寸。

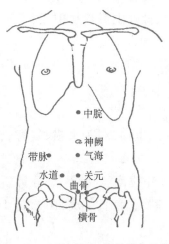

图 4-29　中脘、带脉、横骨等穴位置

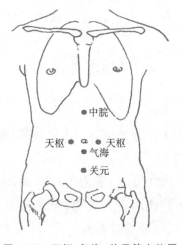

图 4-30　天枢、气海、关元等穴位置

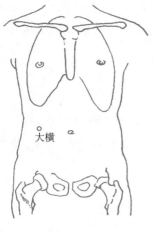

图 4-31　大横穴位置

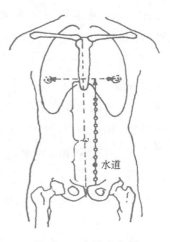

图 4-32　水道穴位置

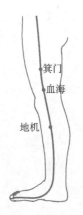

图 4-33　箕门、血海、地机穴位置

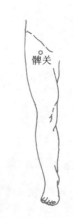

图 4-34　髀关穴位置

髀关：在大腿前面，当髂前上棘与髌底外侧端的连线上，屈股时平会阴，缝匠肌外侧凹陷处。

足三里：在小腿前外侧，犊鼻下 3 寸，距胫骨前缘 1 横指。

三阴交：在小腿内侧，当足内踝尖上 3 寸，胫骨内侧缘后方。

四、刺罐法

主穴：中脘、三阴交、内关、大椎。

配穴：配合脊柱两侧夹脊穴，上下腹部，小腿前外侧部脂肪堆积处。

操作方法：采用刺罐。术者用梅花针叩打患者上述部位或穴位，然后走罐或闪罐，双侧穴位交替使用。每日 1 次，至局部轻度渗血，10 次为 1 个疗程，疗程间隔 3～5 天。

穴位定位：见图 4-35～图 4-38。

中脘：在上腹部，前正中线，当脐中上 4 寸。

三阴交：在小腿内侧，当足内踝尖上 3 寸，胫骨内侧缘后方。

内关：在前臂掌侧，当曲池与大陵的连线上，腕横纹上 2 寸，掌长肌腱与桡侧腕屈肌腱之间。

大椎：在后正中线，第 7 颈椎棘突下凹陷中。

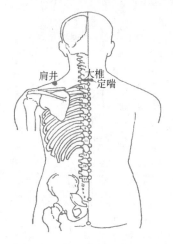

图 4-35　肩井、定喘等穴位置

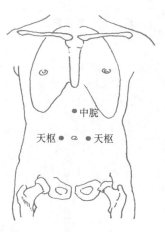

图 4-36　中脘、天枢穴位置

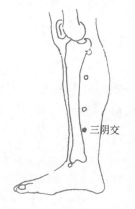

图 4-37　三阴交穴位置

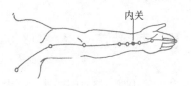

图 4-38　内关穴位置

五、拔罐注意事项

1. 拔罐时要选择适当体位和肌肉丰满的部位。若体位不当、移动，骨骼凹凸不平，毛发较多的部位，火罐容易脱落。

2. 拔罐时要根据所拔部位的面积大小而选择大小适宜的罐。操作时必须动作迅速，才能使罐拔紧，吸附有力。

3. 用火罐时应注意勿灼伤或烫伤皮肤。若烫伤或留罐时间太长而皮肤起水疱时，小的无须处理，仅敷以消毒纱布，防止擦破即可；水疱较大时，用消毒针将水放出，涂以烫伤油等，或用消毒纱布包敷，以防感染。

4. 皮肤有过敏、溃疡、水肿及心脏、大血管分布部位，不宜拔罐。

第五章　推拿治疗

推拿减肥疗法是通过对人体的经络、局部肥胖部位施以点法、推拿等手法的刺激，起到疏通经络、宣通气血、调整阴阳、调节脏腑功能，促进脂肪的分解、增加机体代谢、减少脂肪在体内的蓄积而达到减肥效果。它是一种人体的被动运动减肥法，对于不能坚持运动或运动乏力者效果极佳。推拿减肥没有任何忌口和饮食方面的限制，更不用配合药物，不必忍受针刺之痛等的优点，为那些对针比较敏感的人提供了另一种选择。

一、推拿减肥原理

推拿减肥是根据祖国传统医学中的经络学说，它具有疏通经络，宣通气血，调整人体各个器官功能作用。循脏腑经络的走向按摩，振奋十四经之气，疏通全身经脉的作用，活血行气，化痰祛湿，调理五脏六腑。通过有关穴位的刺激和按摩能调整神经内分泌的功能，促进脂肪代谢和分解。推拿还能促进血液循环，使皮肤的毛细血管扩张，增加局部的体温。多余的脂肪转化为热量而消耗掉，从而减少局部脂肪堆积，达到治疗的目的。

二、全身推拿减肥法

1. 治疗原则　调补五脏，平衡阴阳。
2. 基本治法　以按、揉、㨰、擦、推等手法运用于脂肪堆积之处，被动运动脂肪，增加能耗，加强脂肪代谢。
3. 主要手法

（1）揉法：以中指或拇指指端，或掌根或大、小鱼际定于穴位，以腕关节和掌指关节的屈伸旋转为主动，做顺时针或逆时针方向的旋转叫揉法。揉法可以起到行气和血、舒筋活络、消肿止痛、祛风散热及理气消积的功能。

减肥临床中常用掌揉和大鱼际揉法。

①掌揉法:用手掌掌根吸定于一定部位或穴位上,腕部放松,以肘部为支点,前臂做主动摆动,带动腕部做轻柔和缓的摆动。

②大鱼际揉法:用大鱼际着力做轻柔和缓的转动,并带动该处的皮下组织一起揉动的手法。

揉法的特点就是"肉动皮不动",要求医生沉肩,垂肘,腕关节放松,呈微屈或水平状,拇指内收,四指伸直,用大鱼际或掌根附着于治疗部位,稍微用力下压以肘关节为支点,前臂做主动转动,腕关节不可做主动外展摆动,用力宜重些,要带动该处的皮下深层组织一起运动,但不要在皮肤上摩擦。通常顺时针揉为补,逆时针揉为泻。整个动作要求协调而有节律性,频率为每分钟 120～160 次。

(2)推法:是用拇指或示指、中指指面沿一个方向运动,应用中可根据不同需要采用直推法、旋推法、分推法。

①直推法:是以拇指桡侧或指面或示、中指指面在穴位上做直线推动。直推法应用相当普遍,凡"线"性穴位及面状穴位都可运用直推法,具有舒筋活络祛病的功效。

②分推法:用两手拇指指面或桡侧或示指指面自穴位向两旁推动,其轨迹成"← · →"或"↙ ↘",称分推法。

③旋推法:以拇指指面在穴位上做顺时针或逆时针的旋转手法。

操作时上肢要放松,直推时拇指或示指和中指指间各关节要自然伸直。不要有意屈曲,尤其指下要实而不浮不滞,用力要均匀一致。旋推时拇指接触面要紧贴穴位,不要左右偏颇。用力要稳,速度要缓慢而均匀。频率一般为 1 分钟 100 次左右。根据体质、性别因人而异。

(3)摩法。将示指、中指、环指、小指指面或掌面紧贴穴位上,以腕关节连同前臂做顺时针或逆时针方向的环形按摩移动,称摩法。

以指面着力称指摩法,以掌面着力称掌摩法。本法轻柔缓和,是最常运用的手法之一,具有理气活血、健脾温中、消积导滞及消肿止痛的作用,适用于胸腹部、胁肋部、面部及循经按摩。掌摩法适用于胸腹胁肋等部位,摩时宜速度缓慢,对脾胃疾病最为有效;指摩法多用于头面等部位,摩时速度稍快,能起到安神、镇静或升提气机的功效。

采用摩法时,指掌着力部分要随腕关节运动而旋转,动作要协调。摩法的要领亦是"皮动肉不动",摩时频率为 1 分钟 120 次为宜。

(4)拿法：用拇指与示、中指相对捏住某一部位或穴位，相对用力提捏或用拇指与其余四指相对捏而上提。

操作时肩臂要放松，提起时不要摆动，捏而提起应自然；根据病情酌情使用力度，病情较轻者可用轻拿，病情较重者多采用重拿。注意修甲，不要损伤患者皮肤，一般频率为每分钟 50 次即可。

(5)按法：以拇指、中指指端或指面或手掌，在选定的穴位或部位上用力向下掀压称为按法。用拇指指腹按压穴位是指按法，用全掌按压穴位是掌按法。

按法应用范围相当广泛，凡可以针刺的部位，均可用按法代替，适用于全身各个部位的按摩，具有放松肌肉，活血通络的作用。指按时接触部位面积小，作用力度要比掌按为强，能通经活络；掌按法接触面积大，力度较强，适用于实证、耐受性较强的患者。

按压时，肩、肘均应放松，蓄力于掌或指，逐渐用力，向下掀压，不能突然或过于用力。

4.常用穴位及部位　　根据肥胖的体型，有中心性肥胖、周围性肥胖和全身肥胖之分，但推拿减肥主要是对腹部、腰背部、臀部脂肪堆积较多的部位进行推拿，常用穴位如下：中脘、天枢、气海、关元、神阙、脾俞、胃俞、肾俞、大肠俞、环跳、秩边、殷门、承山、合谷、足三里、丰隆。

穴位定位：见图 5-1～图 5-8。

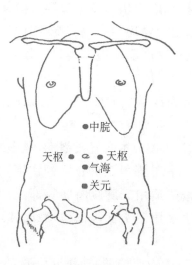

图 5-1　关元、气海等穴位置

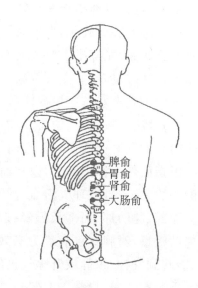

图 5-2　脾俞、肾俞等穴位置

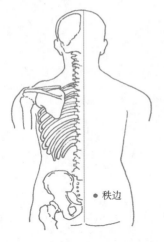

图 5-3　秩边穴位置

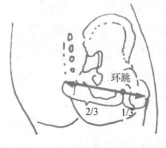

图 5-4　环跳穴位置

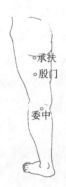

图 5-5　承扶、殷门等穴位

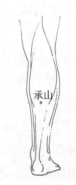

图 5-6　承山穴位置

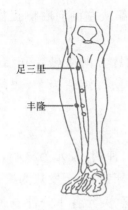

图 5-7　足三里、丰隆穴位置

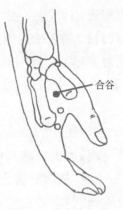

图 5-8　合谷穴位置

中脘:腹部正中线上,脐上 4 寸。

天枢:腹部平脐,旁开正中线 2 寸。

神阙:在腹中部,脐中央。

气海:腹部正中线上,脐下 1.5 寸。

关元:腹部正中线上,脐下 3 寸。

脾俞:第 11 胸椎棘突下,旁开 1.5 寸。

胃俞:第 12 胸椎棘突下,旁开 1.5 寸。

肾俞:在腰部第 2 腰椎棘突下,旁开 1.5 寸。

大肠俞:第 4 腰椎棘突下,旁开 1.5 寸。

环跳:股骨大转子最高点与骶管裂孔连线的外 1/3 与中 1/3 交点处。

秩边:平第 4 骶后孔,骶正中嵴旁开 3 寸。

殷门:在大腿后面,承扶与委中的连线上,承扶下 6 寸。

承山:当伸直小腿或上提足跟时,腓肠肌腹下尖角凹陷处。

合谷:在手背,第 1、2 掌骨间,当第 2 掌骨桡侧的中点处。

足三里:在小腿前外侧,犊鼻下 3 寸,距胫骨前缘 1 横指。

丰隆:在小腿前外侧,当外踝尖上 8 寸,条口外,距胫骨前缘 2 横指。

5. 操作程序

(1)放松手法

①按揉腹部:患者仰卧位,全身松弛,术者站其旁,在施术部位涂抹药物介质以增加手法疗效,用双手掌在患者腹部做按揉数次。

②摩腹法:术者单掌或叠掌置患者脐上,顺、逆时针,从小到大、从大到小,稍用力各摩腹 5 分钟。

③提捏腹部:术者在患者上腹、脐部、下腹部从左侧向右侧提捻、捏法,反复对脂肪较为集中的部位施术。

④顺时掌揉:术者用双手掌和掌根沿顺时针方向从患者升结肠、横结肠、降结肠、乙状结肠部位,按揉 4～5 分钟,手法以泻法为主,兼施平补平泻法。

(2)治疗手法

①摩全腹:术者以掌根摩患者全腹,以中脘、神阙、关元为核心,先上腹,再脐周,后小腹,顺时针方向急速不停顿摩动 6 分钟,直至发热为度。

②点腹部穴:术者点按患者中脘、神阙、天枢、关元各 1 分钟。

③提拿脂肪:术者提拿患者腹部脂肪隆起处,提拿起后停留片刻,初次

手法时稍有疼痛,以患者能耐受为度,操作 8 分钟;再以一手掌指重点提拿中脘穴处肌肉组织,另一手提拿气海穴处肌肉组织,提拿时宜面积大,力量深沉。拿起时可加捻压动作,放下时,动作应缓慢,反复操作 20～30 次。

④速摩腹部:术者急速顺时针方向摩腹 5 分钟至患者腹部热透为度。

⑤拿胁肋部:术者双掌从患者双胁下提拿腹部肌肉,一拿一放,拿起时亦应加力捻压,并渐次向上向下操作,反复进行 20 次。

⑥掌擦胁肋:术者双掌自患者胁下向腹部用力推擦,以热为度。

⑦拿捏四肢:术者捏拿按揉患者四肢部肌肉,各以适量为宜。并按、揉、弹拨合谷、足三里、丰隆穴各 1 分钟。

⑧擦背部:患者俯卧位,术者先施擦法于患者背部足太阳膀胱经,使背部皮肤微红,操作 5～6 遍。

⑨按压背俞穴:术者按压患者脾俞、胃俞、肾俞、大肠俞各 1 分钟。

⑩横擦背部:术者横擦患者背部两侧肩胛骨、腰骶部之间,以透热为度;并以虚掌从上向下拍击 1～3 分钟。

⑪捏脊:术者沿患者背部足太阳膀胱经自下而上捏脊 5 遍。

⑫擦下肢:术者施擦法于患者臀部和下肢,往返 5～6 遍。

⑬提拿臀部及下肢:术者拿提患者臀部及下肢肌肉 7 分钟。

⑭按压下肢穴位:术者按压患者环跳、秩边、殷门、承山各 1 分钟。

⑮搓拍四肢:术者由上至下搓患者四肢,并拍打放松结束。

每日推拿 1 次,1 个月为 1 个疗程,1 个月间休息 3 天。

6. 辨证加减

(1)胃肠积热型

①点按患者中脘、天枢穴各 1 分钟;

②按揉患者足三里、梁丘、支沟穴各 1 分钟;

③双手拇指点按患者脾俞、胃俞、大肠俞各 1 分钟。

(2)脾虚湿阻型

①用手掌沿患者下肢内侧脾经路线,做摩法 3～5 遍;

②拇指点按患者太白、三阴交、地机、足三里穴各 1 分钟;

③双手重叠在患者腹部做摩法,顺时针方向,点天枢、气海;

④双手拇指点按患者脾俞、三焦俞各 1 分钟。

(3)气滞血瘀型

①双手掌分推患者两肋部,按揉期门、章门穴各 1 分钟;

②点按患者太冲、阳陵泉1分钟；

③双手掌自上而下沿患者膀胱经路线，推3～5遍；

④点按患者膈俞、气海俞、脾俞、肝俞、肺俞各1分钟。

（4）脾肾两虚型

①用双手掌沿患者下肢内侧由下向上做按摩法3～5遍；

②点按患者太溪、照海、三阴交、足三里各1分钟；

③气海、关元行摩擦法；

④双手拇指点按患者脾俞、肾俞、三焦俞各1分钟；

⑤拳击患者大椎并擦督脉（由下而上，单方向）。

（5）穴位定位：见图5-9～图5-20。

支沟：在前臂背侧，当阳池与肘尖的连线上，腕背横纹上3寸，尺骨与桡骨之间。

期门：在胸部，当乳头直下，第6肋间隙，前正中线旁开4寸。

章门：在侧腹部，第11肋游离端的下方。

中脘：腹部正中线上，脐上4寸。

天枢：腹部平脐，旁开正中线2寸。

气海：腹部正中线上，脐下1.5寸。

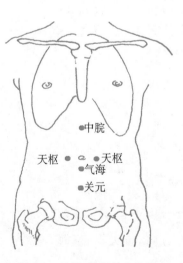

图5-9　天枢、关元等穴位置

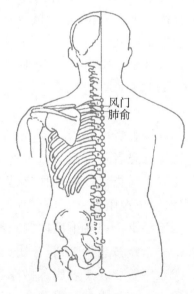

图5-10　风门、肺俞穴位置

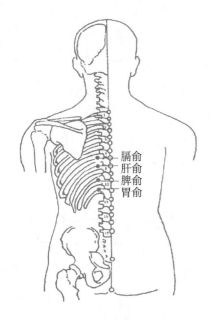

图 5-11 膈俞、肝俞等穴位置

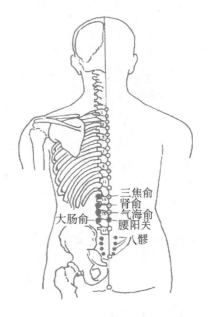

图 5-12 焦俞、八髎等穴位置

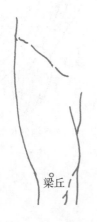

图 5-13 梁丘穴位

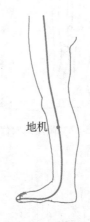

图 5-14 地机穴位置

关元:腹部正中线上,脐下 3 寸。

肺俞:在背部第 3 胸椎棘突下,旁开 1.5 寸。

膈俞:在背部第 7 胸椎棘突下,旁开 1.5 寸。

肝俞:正坐或仰卧位,在背部第 9 胸椎棘突下,旁开 1.5 寸。

脾俞:在背部第 11 胸椎棘突下,旁开 1.5 寸。

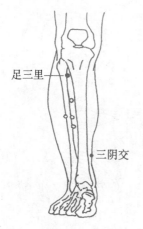

图 5-15　足三里、三阴交穴位置

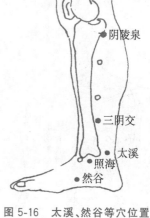

图 5-16　太溪、然谷等穴位置

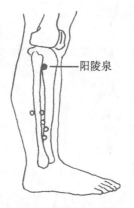

图 5-17　阳陵泉穴位置

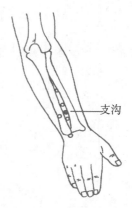

图 5-18　支沟穴位置

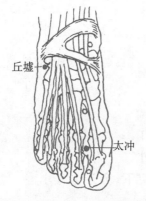

图 5-19　丘墟、太冲穴位置

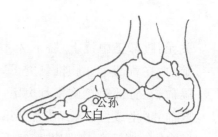

图 5-20　太白、公孙穴位置

胃俞：在背部第 12 胸椎棘突下，旁开 1.5 寸。

肾俞：俯卧，在腰部第 2 腰椎棘突下，旁开 1.5 寸。

三焦俞：在腰部第 1 腰椎棘突下，旁开 1.5 寸。

气海俞：在腰部第 3 腰椎棘突下，旁开 1.5 寸。

大肠俞：在腰部第 4 腰椎棘突下，旁开 1.5 寸。

梁丘：屈膝，在大腿前面，当髂前上棘与髌底外侧端的连线上，髌底上 2 寸。

地机：在小腿内侧，当足内踝尖与阴陵泉的连线上，阴陵泉下 3 寸。

足三里：在小腿前外侧，犊鼻下 3 寸，距胫骨前缘 1 横指。

阳陵泉：在小腿外侧，当腓骨小头前下方凹陷处。

三阴交：在小腿内侧，当足内踝尖上 3 寸，胫骨内侧缘后方。

太溪：在足内侧内踝后方，当内踝尖与跟腱之间的凹陷处。

太白：第 1 跖骨小头后缘赤白肉际凹陷处。

照海：在足内侧，内踝尖下方凹陷处。

太冲：在足背侧，当第 1 趾骨间隙的后方凹陷处。

7. 注意事项

(1)过饥过饱时不宜进行推拿治疗，最好是饭后 1～2 小时。

(2)在刚刚做完推拿后不宜立即进食，应在 1 小时之后进餐；可适当补充水分。

(3)治疗期间不宜食过于肥甘厚腻的食物。

(4)治疗当中适当配合有氧运动，效果更佳。

(5)要持之以恒，坚持按疗程治疗。

三、局部推拿减肥法

(一)面部

1. 基本手法　面部推拿主要以揉、抹、拍、叩击等手法为主，还有面部美容的基础手法。推拿中由轻而重，由额部、颊部、鼻部、耳部、头顶部顺序推拿。

(1)主要手法

①抹法：术者用单手或双手拇指螺纹面紧贴患者皮肤，做上下交替或左右往返移动，称为抹法。操作时用力要轻而不浮，重而不滞。

②按揉法：按与揉相互配合应用的手法，称为按揉法。在指按或掌按法

操作时,可与揉法结合起来运用。如在按法的基础上,增加缓慢的环转揉动;或在揉法的基础上,增加向下按压的力量。

③拍法:用虚掌拍打体表,称拍法。操作时术者手指自然并拢,掌指关节微屈,指间关节伸直,平稳而有节奏地拍打患部。

④指叩:用指尖轻轻叩击打体表治疗部位的手法,称为指叩法。术者手指自然弯曲,四指分开成爪形,然后做腕关节伸屈运动使四指指端如雨点下落状,轻击治疗部位;或做指骨间关节、掌指关节的伸屈运动使小指、环指、中指、示指依次分别轻击治疗部位。

(2)常用穴位及部位:面部主要有阳明经、少阳经循行,对面部减肥或者美容都常用阳明经、少阳经的穴位,具体为承浆、地仓、迎香、四白、承泣、下关、颊车、大迎、印堂、太阳、神庭等穴位。

穴位定位:见图 5-21～图 5-24。

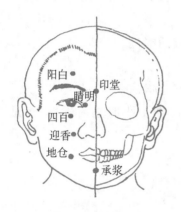

图 5-21　阳白、印堂、睛明等穴位置

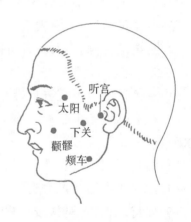

图 5-22　太阳、下关、颊车等穴位置

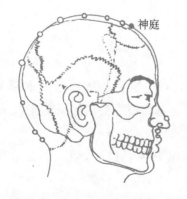

图 5-23　神庭穴位置

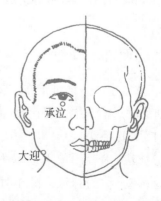

图 5-24　承泣、大迎穴位置

承浆:在颏唇沟的中央,当下唇下陷中。

地仓:在口角旁开 4 分处。

迎香:在鼻翼外缘中点旁开 5 分,当鼻唇沟中。

四白:目正视,瞳孔直下,当颧骨上方凹陷中。

承泣:目正视,瞳孔直下,当眶下缘与眼球之间。

下关:在颧弓与下颌切迹之间的凹陷中,合口有孔,张口即闭。

颊车:在下颌角前上方一横指凹陷中,咬紧牙齿时,当咬肌的最高隆起处。

大迎:在下颌角前 1 寸 3 分,当咬肌附着部前缘。

印堂:在两眉连线的中点。

太阳:在眉梢与目外眦之间向后约 1 寸的凹陷中。

神庭:前发际正中直上 0.5 寸。

2. 操作程序

(1)放松手法:患者仰卧位,术者坐其头侧。

①按印堂:术者用中指指腹在患者两眉之间的印堂穴处,做按揉的手法,反复 10～20 次。揉按印堂穴的力量不可太大,以防揉破皮肤。

②推神庭穴:术者用拇指指腹在患者印堂穴处,做双手交替上推至神庭穴的手法,反复推 10～20 次,再按压神庭穴 10～15 次。上推神庭穴的手法不可太过用力,以推过的皮肤不出现较红的痕迹即可。

③揉按太阳穴:术者用双手中指指腹,在患者侧头太阳穴处,做揉按的手法 10～15 次,再向后头斜上方处,做推按手法 5～10 次。揉按太阳穴可稍用力,斜推太阳穴用力要轻,稍带动皮肤即可。

④按下关穴:术者用双手中指指腹,同时在患者两侧脸的下关穴处,做揉按手法,以下关穴出现酸胀感为度,反复 10～20 次。

⑤按颊车穴:术者用双手中指指腹,在患者下颌角的颊车穴处,做揉按的手法,以患者耐受为度,反复 10～20 次。

(2)治疗手法

①分推前额:术者用双手拇指指腹,由患者前额正中线向两侧分推至侧头部。反复操作 10～15 遍。分推前额的动作不要太快,先由眼眶上部分推,逐渐分推至前额发际处,用力轻柔和缓,不可用力太大。

②平抹前额:术者用两手中指交替放于患者两眉间的印堂穴上,用力向上直推抹至发际后,再推抹到印堂穴,反复操作 8～15 遍。

③旋摩侧面:术者用双掌心分别按于患者两腮部,轻轻用力向上旋摩到

前额,经耳前再摩到下颌部,最后旋摩到腮部,这样旋摩 8～15 遍。再以同样力量的手法向相反方向旋摩 8～15 遍。

④五指抓面颊:术者用五指指腹在患者面颊部,稍用力抓住面颊部皮肤后,用力拉起再松开反复操作 10～15 遍。五指抓皮肤时不可太用力。不要用指甲抓,防止抓破皮肤。

⑤揉按下颌:术者用拇指和示、中指指腹,在患者下颌部做揉捏按压的手法,把下颌分成 5～6 个点,由下关穴开始至下颌尖,逐个点做揉捏按压的手法,力量可稍大,以能忍受为度。

⑥指叩面颊及下颌:术者用示、中、环指相合,用三指端在患者面颊及下颌部,做逐一的叩打手法。叩打时可稍用力,先由面颊部叩打,然后沿侧脸至下颌。

⑦搓耳根:术者用一手示、中二指同时并于患者耳前发际处,自下向上推搓发根,每侧推搓 15～20 遍。

⑧推拉外眼角:术者用示、中二指自患者眼外角向鬓角处上下来回进行推拉,每侧推拉 20 遍,并在目外角凹陷处的太阳穴上按摩。

⑨拍打面部:术者双手多指轻快拍打或弹打患者面部 1～3 分钟。

3. 随症加减

(1)面颊肥胖并下垂

①术者用示、中、环指患者自下颌上行推抹面部至太阳穴 1～3 分钟。

②术者用两手示、中、环指螺旋式上行揉患者面颊部 1～3 分钟。

③术者示指屈曲,用桡侧缘与拇指指腹相对着力向上弹、叩患者地仓穴、大迎穴、面部肌肉等处。

④术者用双手掌根分别托住患者下颌向上推颤。

⑤术者用拇指或示中指按压患者地仓穴、颊车穴、迎香穴、承浆穴等。

(2)面颊肥胖并颧骨突出

①术者双手小鱼际推抹患者面部 10～15 遍,动作和缓,不要用力太大,以患者皮肤微红为度。

②术者双手大鱼际擦患者面颊部 1～3 分钟,速度稍快,但要轻而不浮,以防擦伤皮肤。

③术者双手拇指把持其余四指,依次自小指、环指、中指、示指弹出,即弹打患者面颊。

④术者以五指做圆锥状置于患者面颊部,拇指按住患者听宫穴,示指按

住患者下关穴,中指按住患者颧骨上,环指按住患者颧骨下,小指按住患者颊车穴,然后垂直用力按颤,同时稍用力外拉;按颤10～30秒,用力外拉1次,反复操作5～8遍。

(3)肥胖伴头晕、视物昏花

①术者两手掌心按住患者前额,向下颌部反复搓擦,再翻到患者头后从两耳后,轻轻擦过头顶,达到前额,以头面微热为宜。

②术者用十指指腹或指甲均匀地揉擦患者整个头部发根20余次,然后用两拇指由太阳穴附近向头上部抨,将至头顶后,即五指靠拢向后下方推,推至项部。

③接着如此反复50次左右。

4. 注意事项

(1)按疗程治疗,不可急于求成。

(2)面部皮肤较薄,推拿治疗后注意护理。

(二)颈部

1. 基本手法 颈部推拿主要以揉、捏、分、拍手法为主。推拿中由轻而重,由耳部、颈部、肩部顺序推拿。每次10分钟。

(1)主要手法

①拿法:捏而提起谓之拿。用大拇指和示指、中指相对用力,在一定部位或穴位上进行有节律性地提捏。用力要由轻而重,缓和连贯。

②抹法:用单手或双手拇指螺纹面紧贴皮肤,做上下或左右往返运动。用力要轻而不浮,重而不滞。

③按法:用拇指指腹或指端按压在穴位上,紧贴皮肤,用力由轻到重,切忌暴力按压。

(2)常用穴位及部位:颈部有人体手、足阳经通过,推拿颈部不仅可以减肥消脂,还可以振奋精神,常用的穴位以太阳、少阳经穴为主:翳风、风池、风府、缺盆、人迎、扶突、大椎。

穴位定位:见图5-25～图5-27。

翳风:乳突前下方,平耳垂后下缘的凹陷中。

风池:胸锁乳突肌与斜方肌上端之间凹陷中。

风府:在项部,当后发际正中直上1寸,枕外隆凸直下,两侧斜方肌之间的凹陷中。

缺盆：锁骨上窝中央，距前正中线 4 寸。

人迎：平喉结，胸锁乳突肌前缘。

扶突：在喉结旁约 3 寸，当胸锁乳突肌的胸骨头与锁骨头之间。

大椎：在后正中线上，第 7 颈椎棘突下凹陷中。

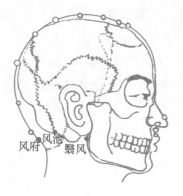

图 5-25　翳风、风池、风府穴位置

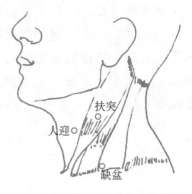

图 5-26　扶突、缺盆等穴位置

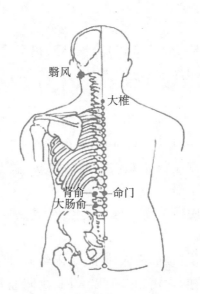

图 5-27　大椎等穴位置

2. 操作程序

(1)放松手法

①按翳风：术者用中指指腹在患者两耳根下翳风处，做按揉的手法，反复 10～20 次。揉按翳风的力量不可太大，以患者能耐受为度。

②推桥弓:术者四指并拢,用拇指指腹推患者桥弓穴(在翳风、肩井、风池、缺盆四穴连线之间,乳突和下颌骨之间的凹陷处),可两侧同时进行,亦可交替进行,如此反复推 10～20 次,再按压缺盆穴 10～15 次。推的手法不可太过用力,以推过的皮肤不出现较红的痕迹即可。

③分抹颈部:术者用双手大小鱼际或四指指腹,由患者颈部中线向两侧轻抹,两手交替进行,每侧 15～20 次。

(2)治疗手法

①按风池穴:术者用一手示、中二指放于患者同侧风池穴上,用力向对侧风池穴推,再拉回原风池穴,往返推抹 8～12 次。

②拿捏颈部:术者四指与大拇指相对,拿捏起患者颈项处皮肤,再放下,重复 10～15 次。

③直推颈项:术者用双手拇指放于患者两侧风池穴上向下至大椎往返推抹 8～12 次。

④推抹侧颈部:术者双手示中指分别放于患者耳后高骨处,交替用力分别推抹到缺盆穴,操作 8～12 遍。

⑤直擦颈项:术者双手示、中、环指指腹轻快地搓擦患者颈部,对揉颈部,操作 10～15 次。

⑥托旋颈项:术者用左手掌心托患者偏右侧下颌,向左上方拉,右手五指分开放于患者头后左枕部向右下拉,使患者头颅旋转,带动颈项扭转,扭转到最大限度。反之,向左旋转,左右各旋转 3～5 次。

⑦点按颈部穴:术者用拇指或中指按压患者风池、风府、大椎、缺盆、扶突、人迎等穴。

⑧环按颈项:术者用四个手指环按患者颈项部,并做项部屈伸,左、右旋转各 10 次。

3. 随症加减　颈纹较深者加以下手法。

①术者用双手多指并拢,分别贴于患者左右枕骨处向大椎穴处往返摩擦 15～30 次。

②术者用双手拇指或中指按揉由患者耳后乳突穴沿胸锁乳突肌至缺盆穴,两侧交替进行,每侧 15～30 次。

③术者右手四指的螺纹面从上至下,有节奏地轻拍打患者左桥弓穴;左手四指轻快拍打右桥弓穴各 20 次。

④术者右手手指自然伸直并拢,放于患者颈项左侧中指指端螺纹面置

于左翳风穴。呼气时,右手沿桥弓穴向下抹至缺盆穴。同时左手在右侧操作。各操作 10~15 次。

4. 注意事项

(1) 肥胖患者的颈部容易出汗,要保持干洁。

(2) 颈部易疲劳,应多做保健操,亦有助于减肥。

(三)上肢及肩部

1. 基本手法　上肢多用拿、搓、拍等手法,手法宜重,从而改善肌肉代谢功能,增加对脂肪的消耗,达到减肥的效果。

(1)主要手法

①搓法:是用两手指或左右手掌心对称地托抱肢体的某一部位,做被动的前后搓动。要带动皮肤下组织运动,不可仅搓皮肤,以防擦伤。

②抖法:医者用单手或双手握住患肢远端,做连续的、小幅度的、频率较高的上下抖动的手法,称为抖法。抖上肢法时,要双手或单手握住患者的手腕部或手掌部,将其上肢慢慢地向前外侧抬起 60°左右,然后稍用力做连续的、小幅度的、频率较高的上下抖动,并使抖动的幅度由腕关节逐渐传递到肩部,使患者肩关节和上肢产生舒适的感觉。

(2)常用穴位。曲池、内关。

穴位定位:见图 5-28~图 5-29。

曲池:屈肘,肘横纹桡侧端凹陷中。

内关:掌长肌腱与桡侧腕屈肌腱之间,腕横纹上 2 寸。

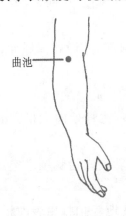

图 5-28　曲池穴位置

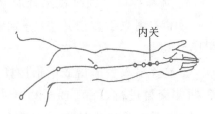

图 5-29　内关穴位置

2. 操作程序

（1）放松手法

①按曲池穴：术者用拇指指腹稍用力按压患者曲池穴处，并做揉捏按手法，反复1分钟或10～20次。

②按内关穴：术者用拇指指腹在患者内关穴处，做揉按手法，以中指出现麻胀为度，反复做1分钟或10～20次。

③摩揉上肢：术者用手掌面在患者上肢内侧（相当于手三阴经）做摩揉手法，由上至下反复2～3次。做掌摩揉上肢手法时，要连续不断地做，不要中间跳跃。

④揉肩部：术者用手掌掌根或掌面揉患者肩部，一直到腕部为1遍，左右各10～15次。

（2）治疗手法

①揉捏上肢：术者用拇指和其他手指相合，做由上至下的揉捏手法，反复2～3次。揉捏上肢要按顺序地做，用力稍重，要将力量渗透到肌肉组织中。

②掌压上肢：患者的上肢平放在床上，手心朝上。术者用手掌面在上肢做由上至下的按压手法，以患者能忍受为度，反复2～3次。

③拿捏上肢：术者用拇指和其余四指相对，在患者上肢脂肪较丰满处，先拿起皮下脂肪后，再做揉捻的手法，局部有微痛发热为佳，每个点做3～5次。

④挤捏上肢：术者双手掌对挤患者肩部，用力挤压肩部肌肉，再松开。从肩部一直按挤捏到手腕处为1遍。左右各做10～15次。

⑤叩打上肢：术者手握空拳，用手掌的尺侧，沿上肢做叩打手法，以患者能忍受为度。由上至下反复2～3次。

⑥抖上肢：术者用双手握住患者的手掌部，做连续不断地小幅度的上下抖动手法，反复10～20次。抖动上肢时，要让患者放松肌肉，肘关节伸直，不要用力。

3. 随症加减　手掌肥厚者加以下手法。

①指压掌背：术者用拇指指腹按压在患者掌背面，其余手指按在其手掌心处，做相合的用力按压。从手腕方向至掌指关节，沿着两个手指的肌腱沟间按压，每条线按压1～2次。

②分推掌背：术者用双手拇指置于患者手掌背处，做分推抹动的手法，

动作要慢,力量要透至皮下肌腱处,反复 10 余次。

③指压手指:术者用拇指和示指相合,在患者每个手指上做由指根按压至指尖的手法,先按压正面,再按压侧面,每节手指按压 2～3 个点,每个点按压时间为 1～2 秒。每指做 1～2 次。

④捻指:术者用拇指和示指、中指相合,做由患者指根捻动至指尖的手法,捻动速度可稍快,移动的速度要慢,每指均按 1～2 次。

⑤拔伸手指:术者用示指和中指同时挟住患者手指根部,再做同时迅速的拔伸滑动至指尖处,这时可发出一声清脆的弹响,每个手指均做 1～2 次。拔伸手指不可用暴力,滑动迅速方可发出弹响。如果没有发出响声,也不可用力拔伸,以防出现疼痛。

4. 注意事项

(1)每天不运动,易形成赘肉,应坚持锻炼。

(2)配合手臂健身操效果更佳。

(四)腰背部

纤细的背腰部是形体美的关键,尤其是女性曲线身形的体现,因它是躯干的核心部位。背腰部匀称,显示出健美的身材,给人一种潇洒精干、健壮漂亮的感觉。肩背过厚,腰部过粗会失去本身的线条美。背阔腰粗的主要原因是肥胖造成的,这些都是人体脂肪易于堆积的部位。一旦形成背腰部过肥,使人显得臃肿而笨拙,给身心带来很大负担,故背腰部减肥对机体的健康有着重要意义。

1. 基本手法　腰背部推拿主要以推、按、拿手法为主。推拿不可过重,以防损伤脊柱。

(1)主要手法

①滚法:是以第 5 掌指关节背侧吸定治疗部位,用小鱼际与手掌背侧在治疗部位上做滚动的手法。要求医师手指自然弯曲,用手背第 5 掌指关节背侧吸定治疗部位或穴位,肩关节放松,以肘关节为支点,前臂做摆动,带动腕关节的屈伸及前臂的转动,使手掌背部在治疗部位上做来回滚动。本法分为侧滚法和立滚法两种。

一是侧滚法。用手背近小指侧着力于一定部位,以小指掌指关节背侧为支点,肘关节微屈并放松,靠前臂的旋转及腕关节的屈伸,使产生的力持续地作用在治疗部位上。

二是立撩法。用小指、环指、中指背侧及其掌指关节着力于一定部位，以小指掌指关节背侧为支点，肘关节伸直，靠前臂的旋转及腕关节的屈伸，使产生的力持续地作用在治疗部位上。

②肘平推法：屈肘后用鹰嘴突部着力向一定方向推进。此法刺激力量强，仅适用于肌肉较丰厚发达的部位，如臀部及腰背脊柱两侧膀胱经等部位。在运用肘平推法时，肘要紧贴体表，用力要稳，速度要缓慢而均匀。此种手法可在人体各部位使用，能增强肌肉的兴奋性，促进血液循环，并有舒筋活络的作用。

（2）常用穴位及部位：背部为有督脉、足太阳经循行，且五脏的背俞穴都位于足太阳膀胱经上，在推拿腰背部时并点按背俞穴，不仅可以减肥轻身，还可以调理内脏，强身健体。常用穴位为大椎、心俞、膈俞、肝俞、胆俞、脾俞、胃俞、肾俞、大肠俞、三焦俞、至阳、腰阳关、次髎等穴。

穴位定位：见图 5-30～图 5-35。

大椎：在后正中线上，第 7 颈椎棘突下凹陷中。

心俞：在背部第 5 胸椎棘突下，旁开 1.5 寸。

膈俞：在背部第 7 胸椎棘突下，旁开 1.5 寸。

肝俞：在背部第 9 胸椎棘突下，旁开 1.5 寸。

胆俞：在背部第 10 胸椎棘突下，旁开 1.5 寸。

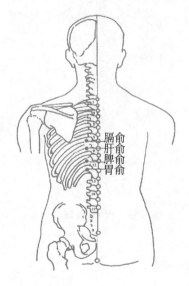

图 5-30 膈俞、肝俞等穴位置

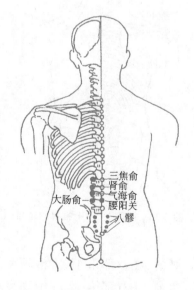

图 5-31 三焦俞、肾俞等穴位置

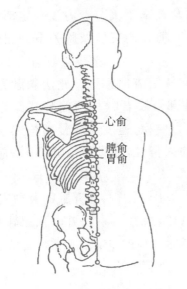

图 5-32 心俞、胃俞等穴位置

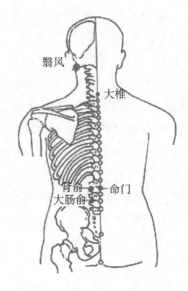

图 5-33 命门、大肠俞等穴位置

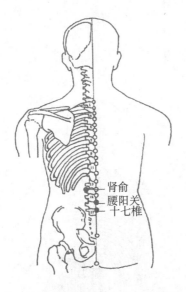

图 5-34 腰阳关、十七椎等穴位置

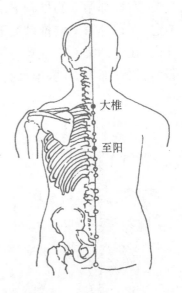

图 5-35 大椎、至阳穴位置

脾俞:在背部第 11 胸椎棘突下,旁开 1.5 寸。

胃俞:在背部第 12 胸椎棘突下,旁开 1.5 寸。

肾俞:在腰部第 2 腰椎棘突下,旁开 1.5 寸。

大肠俞:在腰部第 4 腰椎棘突下,旁开 1.5 寸。

三焦俞:在腰部第 1 腰椎棘突下,旁开 1.5 寸。

至阳:在腰部,当后正中线上,第 7 胸椎棘突下凹陷中。

腰阳关:在腰部,当后正中线上,第 4 腰椎棘突下凹陷中。

次髎:在骶部,当髂后上棘内下方,适对第 2 骶后孔处。

2. 操作程序

(1)放松手法

①摩揉肩背:术者将双手掌掌面放在患者肩背处,先做摩法,后做揉法。先从患者大椎穴沿肩峰至肩外侧角,再沿着肩胛内侧上角至肩胛骨内侧下角做掌摩揉的手法,反复 30～50 次。

②分推肩背:术者用双手掌掌根部及侧掌部,在患者大椎穴做向两侧分推至肩胛骨下角的手法,分推的力量可稍大,移动速度要慢,中间不要停顿,反复推 10～20 次。

③叩打肩背:术者用五指指端相合,在患者肩背脂肪较丰厚处做叩打的手法,力量要大,以能忍受为度,反复 2～3 次。

④摩揉腰骶:术者用手掌掌面在患者腰骶部,做摩揉的手法,先做掌摩法后做掌揉法,以放松肌肉为主,由上至下反复 2～3 次。

⑤分推腰骶:术者用手掌掌面近桡侧缘,在患者腰骶椎正中,做向两侧分推的手法,分推的力量可稍大一些,移动速度要慢,使力量渗透至皮下脂肪层,由上至下反复 2～3 次。

⑥捏捻腰骶:术者用拇指和其他手指指腹相合,捏起患者皮下脂肪,做捏捻的手法,每个点做 3～5 次。捏捻皮肤及脂肪时,以能忍受即可。

⑦叩打腰骶:术者用空拳在患者腰骶椎及两侧,做反复叩打的手法 2～3 次。按顺序叩打,手法力量要重,以能忍受为度。

(2)治疗手法

①分推脊柱:术者用双手掌在患者背部自上而下推脊柱两侧,亦可由脊柱向两侧分推操作 1～3 分钟。

②摩擦背部:术者用双掌并放于患者背部脊柱一侧或两侧,做轻快地逆时针方向摩擦,以透热为度,不可用力太大,以防擦伤皮肤。

③揉夹脊穴:术者用两掌重叠分别放于患者脊柱一侧的夹脊穴部位,重揉背部,亦可用掌根或肘揉背部,顺序由上至下,反复操作 5～8 次。

④弹拨骶棘肌:术者用拇指或掌根弹拨患者背部两侧骶棘肌,也可用肘

弹拨。

⑤压颤脊柱：术者用叠掌压颤患者脊柱或脊柱两侧。顺序要由上而下，并随患者呼吸进行，在患者呼气时向下压。

⑥叩打背部：术者用空拳或扣掌在患者背部上下往返叩打5～10次。

⑦点按背俞穴：术者用拇指或肘部按压患者至阳、大椎、心俞、肝俞、脾俞等穴。

⑧分推腰部：术者用两掌分别放于患者腰部两侧自上而下推，或双掌自脊柱向两侧分推。

⑨挤压肾区：术者用双掌相对放于患者脊柱两侧肾俞，在相对挤压的同时向上或向下推理肾区，以有酸麻胀的得气感为佳。

⑩揉腰骶：术者用叠掌揉患者腰部或肘部揉腰骶部。

⑪按揉背俞穴：术者用拇指或肘按揉患者肾俞、腰阳关、大肠俞、三焦俞、次髎等穴。

⑫弹拨骶棘肌：术者用双手拇指重叠或肘尖稳准快速的弹拨患者腰部脊柱两侧骶棘肌。

⑬叩打腰骶：术者用两手多指与掌根相对用力握拿患者腰肌，然后用空拳叩打或搛打腰骶部。

3. 随症加减

(1)肥胖伴有肩背痛：基础手法加如下手法。

①侧搛肩背：术者用手掌背面贴在患者肩背处，做侧搛手法，操作的顺序同上，反复3～5次。

②指压肩背：术者用双手拇指指腹，在患者肩背处做指压手法，指压每个点要停留1～2秒，力量可稍大，以能忍受为度，反复2～3次。

③捏捻肩背：术者用拇指和示指、中指指面，在患者肩背部的脂肪较丰厚处，做捏捻的手法，捏捻皮肤下脂肪要用力，以引起疼痛并能忍受为度，每个点做3～5次。

④侧搛腰骶：术者用手掌背面在患者腰骶部，做侧搛的手法，按顺序做，即搛动快，移动慢，反复1～2分钟。

⑤按肾俞穴：术者用双手拇指指腹，分别按在患者腰椎两侧肾俞穴处，按压1分钟左右。按肾俞穴的力量要轻，按的时间可适当延长。

(2)肥胖伴有夜尿频多者：基础手法加以下手法。

①搛肾俞：术者用两手背分别放于患者同侧肾俞穴处，同时用力上下推

摩,或加速搓擦,以患者腰部有热透感为佳。

②摩揉腰部:术者双手握拳,用手背放于患者同侧腰部,用力揉腰部。

③捏拿腰肌:术者用两手多指与拇指相对用力捏拿患者同侧腰肌。

④叩击腰骶:术者双手握拳,用四指的指背关节拨患者腰部两侧竖棘肌,继之空拳叩打腰骶部。

⑤挤按背俞穴:术者用两手拇指挤按患者两侧肾俞、大肠俞,以患者腰部有酸胀感为佳。

4. 注意事项

(1)坐姿要挺直腰背,不可弯腰驼背。

(2)每天坚持腰背伸展运动,有助于减肥。

(五)胸腹部

胸腹部肥胖常常是中心性肥胖的表现,也是全身肥胖的一种表现。现在大腹便便不再是富贵的象征,而是疾病危险的信号。胸腹部有人体全部重要的脏器,过多的脂肪会妨碍内脏器官的正常生理功能,导致疾病的形成。诸如肺心综合征,呼吸困难,心力衰竭,便秘,直肠癌等。腹部肥胖又影响健美,行动不灵活,动作不协调。推拿按摩不仅能使胸腹部肌肉得以被动锻炼,使胸腹部脂肪加快消耗,加强新陈代谢,改善全身肌肉的营养状况。腹部按摩减肥法适宜于消化系统、神经系统和泌尿生殖系统的许多疾病,又可作为消除腹部脂肪,强健身体的一种方法。

1. 基本手法 腹部按摩主要用摩、揉、推、按、捏、拿、合、分、轻拍、碟转、提抖等手法操作,促进肠的蠕动,腹肌的收缩,使一些脂肪转化为热量而得到消耗,从而减少腹部脂肪的堆积。

(1)主要手法

①碟转法:是用双手掌相靠拢,用双手掌的边缘,在腹部以肚脐为中心按顺时针方向做旋压的手法,压的动作不可太快,要用手掌的边缘压。即先右手侧掌→右手掌根→左手掌根→左手侧掌→左手指尖→右手指尖→回到右手侧掌,反复画圈。动作要轻缓柔和。

②捏提捻法:用双手相靠拢,以拇指和示、中指指面,提起肥胖的腹部皮肤连带脂肪,做捏提揉捻的手法。

③提抖法:用双手相靠拢,以拇指和示、中指指面,提起腹部皮肤,做上下抖动手法。

④合叩法:用双手掌根,分别按在腹部两侧,做向腹中间合叩的手法。

⑤掌摩法:用手掌掌面在全腹部以肚脐为中心,做环形的顺时针方向的抚摩手法,手法要轻,以不带动皮肤为好。

⑥分推法:用双手拇指桡侧缘,在剑突下前正中线处,沿肋弓做向两侧同时的分推手法,由上至下分推到下腹部,分推手法要做直线移动,中间不要停顿。

⑦下推法:用单手掌根部由剑突下直推至下腹部,耻骨联合上缘;接着改用双手掌根部,由剑突旁推至侧下腹部,下推腹时,可动作稍快一些,推压时间过长可引起不舒服的感觉。

⑧掌振法:用手掌心劳宫穴压在神阙穴上,做连续不断地振颤抖动,不可力量时大时小,用力要均匀。

(2)常用穴位及部位:腹部肥胖常因脾胃旺盛,食欲亢进,摄入过多肥甘厚腻之品,形成膏脂;或是脾胃气虚,运化不健,聚湿生痰所致。常用腹部脾经、胃经穴位治疗,常用穴位为膻中、乳根、大横、梁门、腹结、中脘、天枢、水分、关元、气海、期门、章门、足三里、三阴交、劳宫等穴。

穴位定位:见图5-36~图5-43。

缺盆:在锁骨上窝中央,前正中线旁开4寸。

膻中:在胸部,前正中线上,平第4肋间隙,两乳头连线的中点。

乳根:在第5肋间隙,当乳头直下,前正中线旁开4寸。

大横:平脐,旁开腹正中线4寸。

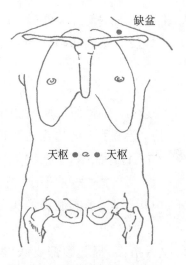

图5-36 缺盆、天枢穴位置

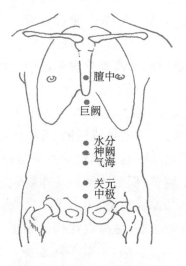

图5-37 膻中、巨阙等穴位置

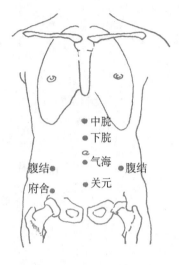

图 5-38　中脘、关元等穴位置

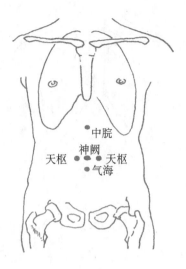

图 5-39　神阙、天枢等穴位置

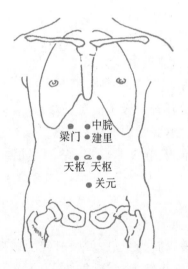

图 5-40　梁门、建里等穴位置

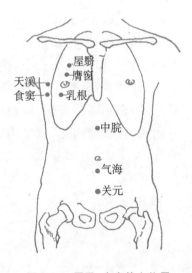

图 5-41　尾翳、肩窗等穴位置

梁门:脐上 4 寸,旁开腹正中线 4 寸。

腹结:脐下 1.3 寸,旁开腹正中线 4 寸。

中脘:在上腹部,前正中线上,当脐中上 4 寸。

天枢:在腹中部,距脐中 2 寸。

水分:在上腹部,前正中线上,当脐中上 1 寸。

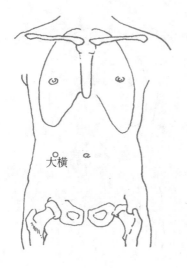

图 5-42　大横穴位置

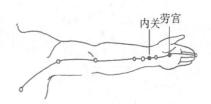

图 5-43　内关、劳宫穴位置

关元：在下腹部，前正中线上，当脐中下 3 寸。

气海：在下腹部，前正中线上，当脐中下 1.5 寸。

期门：在胸部，当乳头直下，第 6 肋间隙，前正中线旁开 4 寸。

章门：在侧腹部，第 11 肋游离端的下方。

足三里：在小腿前外侧，犊鼻下 3 寸，距胫骨前缘 1 横指。

三阴交：在小腿内侧，当足内踝尖上 3 寸，胫骨内侧缘后方。

劳宫：在手掌心，当第 2、3 掌骨之间偏于第 3 掌骨，握拳屈指时示指尖处。

2. 操作程序

(1)放松手法

①掌揉腹：术者用手掌掌面在患者全腹以脐为中心，做顺时针的环形揉动手法，手法要比摩法重，以带动皮肤及皮下组织为好，反复 20～30 次。

②按中脘、梁门穴：术者用示指按在患者中脘穴上，用拇指和中指按在梁门穴上，做三指同时的按压手法，按压此穴时要随呼吸起伏用力，不可逆呼吸按压，以防止产生憋气或不舒服的感觉，反复 10～20 次。

③按天枢穴：术者用拇指和中指指面，同时在患者天枢穴处做按压手法，按压要随呼吸起伏，不可硬按，反复 10～20 次。

④按气海穴：术者用中指指面在患者下腹的气海穴上，做按压的手法，不可太用力，反复 10～20 次。

⑤碟转腹:术者用双手掌在患者腹部以肚脐为中心按顺时针方向做碟转手法,反复 100～200 次。

⑥捏提捻腹:把腹部分成 9 个区,即把腹部画成一个"井"字,按照从左到右,从上到下的方向逐一做捏提捻腹手法,如某个部位较胖可以反复做,每一个部位反复做 5～10 次。

⑦捏拿侧腹:把侧腹部分成 3 个区,即上、中、下侧腹部。术者双手相靠拢,捏起患者侧腹部,做同时用力地捏起揉拿的手法,每个部位反复拿 5 次左右。

⑧横推腹:术者双手相靠拢,或单掌由患者一侧腹部横推至另一侧腹部,反复 10～20 次。推腹部用掌根,推过来用指端,用力轻柔。不可粗暴生硬伤及内脏。

⑨提抖腹:把腹部分成 9 个区,按顺序做提抖手法,每一个部位反复做 5～10 次。

⑩合叩侧腹:术者由患者腹部两侧向腹中间做合叩手法,以患者能忍受为度,但不可太猛,以防伤及内脏,反复 10 次左右。

(2)治疗手法

①推摩胸胁:术者双手多指交叉,在患者胸胁部大面积推摩,自锁骨下左胸部推摩经胸前到右胸胁,再经剑突推摩回至左胸胁,反复操作 1～3 分钟。

②梳胁肋部:术者双手五指自然分开呈爪型,双手五指指腹分别放于患者胸骨上向两侧梳胁,反复操作 5～8 遍。

③揉胸肌:术者用单手掌根揉患者胸大肌,大鱼际揉胸骨中线,操作 1～3 分钟。

④叩打胸部:术者用双手握空拳有节律地轻轻地叩打患者胸部,叩打时呼出肺气且屏气,叩打胸部 1～2 分钟。

⑤按揉胸部穴位:术者用拇指按揉患者缺盆、膻中、梁门、乳根等穴。

⑥推摩腹部:术者双掌着力,自患者右下腹开始缓慢地做顺时针方向推摩整个腹部,操作 2 分钟。

⑦分推腹部:术者双掌左右分推患者腹部,双掌分别由胁肋上腹部向下推到两侧腹股沟部,操作 1～3 分钟。

⑧推扒侧腹:术者双手掌分别放于患者腹部两侧,左手向右侧,右手向左侧推动,或双掌放于腹部一侧,同时做往返的推扒动作,继之做推扒拿颤

动作,操作 5～8 遍。

⑨切打下腹:术者单手多指并拢,多指指端拨患者腹直肌,双手侧指由小腹右侧耻骨上缘,沿结肠方向切打至右下腹,操作 2 分钟。

⑩按压腹部腧穴:术者双手拇指随呼吸缓慢用力按压患者两侧期门、章门、梁门、大横、腹结、天枢。再用双手拇指重叠按压中脘、水分、气海、关元及下肢的足三里、三阴交等,每穴按压 30 秒。

⑪叩打腹:术者用五指端靠拢,呈爪形,用五指叩打患者腹部,把腹部分成 3 条线,即前正中线及两条侧线旁开 2 寸,由上至下按顺序反复叩打 10～20 次。

⑫掌压腹:术者用手掌劳宫穴按压在患者神阙穴,以掌下感到腹动脉跳动即可,随呼吸按压 3～5 遍。

⑬摩揉腹:术者用手掌掌面在患者全腹部,以肚脐为中心,做揉摩的手法,反复 10～20 次。

3. 随症加减

(1)肥胖伴见气喘、心悸者,加以下手法。

①按揉膻中、肺俞穴各 1 分钟;

②按揉外关、神门穴各 1 分钟;

③按揉脾俞、胃俞、三焦俞穴各 1 分钟;

④横擦胸上方,以热为度。

(2)肥胖伴见头晕、失眠、便秘者,加以下手法。

①按揉百会、印堂、太阳穴各 1 分钟;

②按揉合谷、曲池穴并配合弹拨各 1～3 分钟;

③搓擦两胁 3～5 分钟;

④按揉、肘压臀部和环跳穴 1～3 分钟。

穴位定位:见图 5-44～图 5-51。

膻中:在胸部,前正中线上,平第 4 肋间隙,两乳头连线的中点。

肺俞:在背部第 3 胸椎棘突下,旁开 1.5 寸。

外关:在腕背横纹上 2 寸,尺骨与桡骨正中间。

神门:在腕部,腕掌侧横纹尺侧端,尺侧腕屈肌腱的桡侧凹陷处。

脾俞:在背部第 11 胸椎棘突下,旁开 1.5 寸。

胃俞:在背部第 12 胸椎棘突下,旁开 1.5 寸。

三焦俞:在腰部第 1 腰椎棘突下,旁开 1.5 寸。

百会：后发际正中直上 7 寸,或当头部正中线与两耳尖连线的中点处。

印堂：在头额部,当两眉头的中间。

太阳：在颞部,当眉梢与目外眦之间,向后约 1 横指的凹陷处。

合谷：在手背,第 1、2 掌骨间,当第 2 掌骨桡侧的中点处。

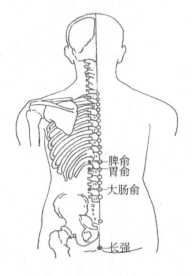

图 5-44　脾俞、长强等穴位置

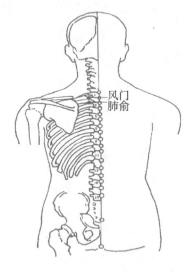

图 5-45　风门、肺俞穴位置

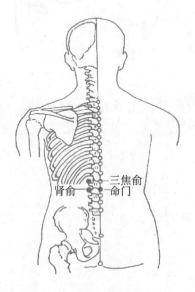

图 5-46　三焦俞、命门等穴位置

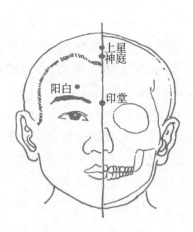

图 5-47　上星、神庭等穴位置

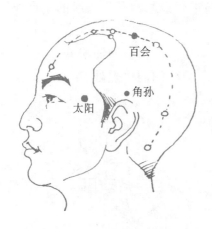

图 5-48　百会、角孙等穴位置

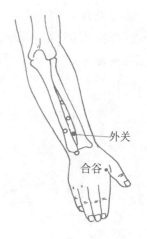

图 5-49　外关、合谷穴位置

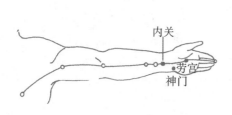

图 5-50　内关、神门等穴位置

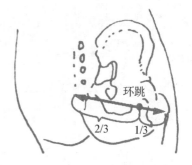

图 5-51　环跳穴位置

曲池：在肘横纹外侧端，屈肘，当尺泽与肱骨外上髁连线中点。

环跳：在股外侧部，侧卧屈股，当股骨大转子最凸点与骶管裂孔连线的外 1/3 与中 1/3 交点上。

4. 注意事项

(1)适当配合饮食控制，效果更佳；

(2)每天应有至少半小时的爬山、散步等有氧运动；

(3)改变不良生活习惯；

(4)每晚睡前自我按摩腹部。

(六)臀部及下肢

臀部肌群的体积比较大，皮下脂肪易于堆积，再者女性骨盆宽阔而低，肥臀更为不雅。臀部及腿部均易是皮下脂肪堆积的重点部位。若臀部肥胖下移,腿部短粗,使人显得短粗矮胖而笨拙,极大地影响人体的形体美。按摩恰能消除臀部和腿部脂肪的堆积,从而使臀部及腿部肌群体积缩小,肌肉富有弹性,显示健美的体型应该具有的形态。

1.基本手法 下肢多用推、掀、拍、搓等手法。脂肪丰满处可适当施用重手法,采取自上而下,自前向后推拿,以便使肌肉的循环加速,脂代谢加速,达到减肥的目的。

(1)主要手法

①摩揉下肢:术者用手掌掌面在患者下肢前外侧面,做摩揉的手法,用力要轻缓柔和,要连续不断,不可速度太快。由上至下反复2~3次。

②掌压下肢:术者用手掌掌面或掌根部,在患者下肢前外侧面,做掌压手法,按压力量可稍大,如力量不够可以改用双掌相互重叠地按压,力量作用于小腿的胫腓骨之间。

③揉捏下肢:术者用拇指和其他手指指面相合,在患者下肢做揉捏手法,要从上往下按顺序操作,中间不要停顿,用力要均匀,如力量不够,可改用双手同时操作。重点以大腿前面肌肉为主。

④指捻下肢:术者用拇指和示指、中指指腹相合,在患者皮下脂肪丰厚处,做揉捏捻的手法,捏起皮肤,不能带起肌肉。

⑤擦下肢:术者手握空拳,用手背的掌指关节处,在患者大腿正外侧面做反复的擦压手法,重点在大腿前面肌肉丰厚处,以局部有酸麻胀感为佳。

⑥掌推下肢:术者用手掌掌根部在患者下肢后面,做从大腿根部直推至小腿远端,力量要均匀有力,不可间断,速度要慢。

⑦叩打下肢:术者手握空拳,以手掌尺侧端叩击患者下肢,沿着大腿前面,小腿胫腓骨之间叩打,叩打的力量要重,以能忍受为度,要沿着直线行走,叩打间距为1~2寸。

⑧抖下肢:术者用双手握住患者双足踝部,做上下轻轻地抖动手法,抖动的幅度宜轻不宜重。

⑨捻足趾:术者用拇指和示指、中指指面相合,捏住患者足趾部,做捻转揉动的手法,由趾根捻动至足趾尖处,捻足趾时不可太用力,转动角度不能超过45°,用力过大或旋转角度太大可引起疼痛或扭伤。

⑩拔伸足趾:术者用拇指和示指指面,捏住患者足趾部,向足趾尖方向滑动,拔伸牵拉,手指捏住足趾根部,再顺势滑至足趾尖,有时可听到关节拉

开的响声,如果没有也不可强硬地牵拉拔伸。

(2)常用穴位及部位:下肢为足三阴、三阳经所过,因阳经为多气血,泻阳经、补阴经可起到减肥效果,常用阳明经、太阳经经穴,常用以次髎、环跳、髀关、血海、风市、承扶、承山、殷门、委中、足三里、三阴交、涌泉等穴。

(3)穴位定位。见图 5-52～5-59。

次髎:在骶部,当髂后上棘内下方,适对第 2 骶后孔处。

环跳:在股外侧部,侧卧屈股,当股骨大转子最凸点与骶管裂孔连线的外 1/3 与中 1/3 交点上。

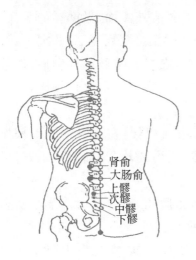

图 5-52　肾俞、上髎等穴位置

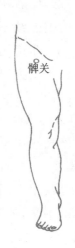

图 5-53　髀关穴位置

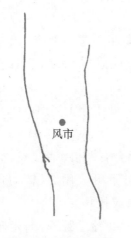

图 5-54　风市穴位置

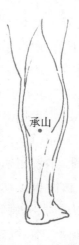

图 5-55　承山穴位置

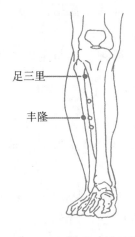

图 5-56　足三里、丰隆穴位置

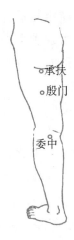

图 5-57　承扶、殷门、委中穴位置

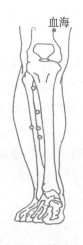

图 5-58　血海穴位置

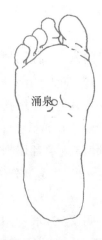

图 5-59　涌泉穴位置

髀关：在大腿前面，当髂前上棘与髌底外侧端的连线上，屈股时平会阴，缝匠肌外侧凹陷处。

血海：屈膝，在大腿内侧，髌底内侧端上 2 寸，当股四头肌内侧头的隆起处。

风市：在大腿外侧部的中线上，当腘横纹上 7 寸，或直立垂手时中指尖处。

承扶：大腿后面，臀横纹中点。

承山：当伸直小腿或上提足跟时，腓肠肌腹下尖角凹陷处。

殷门：承扶与委中连线上，承扶下 6 寸。

委中：腘横纹中点，股二头肌腱与半腱肌中间。

足三里:在小腿前外侧,犊鼻下 3 寸,距胫骨前缘 1 横指。

三阴交:内踝尖上 3 寸,胫骨内侧缘后方。

涌泉:卷足时,足前部凹陷处,当足 2、3 趾趾缝纹头端与足连线的前 1/3 与后 2/3 交点。

2. 操作程序

(1)放松手法

①摩揉下肢:术者用手掌掌面在患者下肢后面,做掌摩揉的手法,由上至下,反复做 2～3 次。

②侧擦下肢:术者用手掌背面在患者下肢后面,做侧擦的手法。侧擦法的力量要比掌摩揉手法的力量大,渗透力在肌肉层,骨骼之上。擦动时要"紧擦慢移",以擦压的肌肉有酸胀感为度,由上至下反复做 2～3 次。

③按承扶穴:术者用拇指指腹在患者大腿臀下横纹的承扶穴处,做揉按的手法,如果力量小,可改用肘尖按,按承扶穴的力量要大,以局部有沉胀感为度。反复揉按 10～20 次或 1 分钟。

④按殷门穴:术者用拇指指腹在患者大腿后面的殷门穴处,做揉按的手法,按压殷门穴如力量不够,可改用肘尖按法,反复 10～20 次或 1 分钟。

⑤按委中穴:术者用拇指指腹在患者腘窝正中的委中穴处,做揉按的手法,反复 10～20 次或 1 分钟。按压委中穴不可太用力,以防引起髌骨疼痛。

⑥按承山穴:术者用拇指指腹在患者小腿正中的承山穴处,做揉按的手法,反复 10～20 次或 1 分钟。承山穴比较敏感,不可用太大的力量,以防引起剧痛。

⑦按三阴交穴:术者用拇指指腹在患者小腿内侧的三阴交穴处,做揉按的手法,反复 10～20 次或 1 分钟。

⑧按涌泉穴:术者用拇指或中指指腹,在患者足心涌泉穴做按压手法,反复 1 分钟。按压涌泉穴可用力,以出现微痛感为好。

⑨揉捏小腿:术者用拇指和示指、中指指腹相合,在患者下肢小腿腓肠肌正中处,做反复揉捏的手法 50～100 次。

⑩揉捏足部:术者用拇指和示指、中指指腹,在患者整个足掌部,做揉捏手法,反复 1～2 次。揉捏足掌时,可稍用力,速度要慢,按顺序做,以局部出现酸胀感为佳。

⑪叩打下肢:术者用空拳在患者下肢后面,做连续不断地拍打叩击手法,要均匀而有力,不可时大时小,由上至下反复做 2～3 次。

（2）治疗手法

①分推臀部：术者双手自上而下，或左右分推患者臀部1～2分钟。

②揉臀部：术者用两手放于患者臀部，同时按揉臀部两侧，叠掌揉腰骶部，拇指拨次髎穴，肘尖按压环跳穴、承扶穴，以有酸胀为佳。

③叩打下肢：术者双手拇指重叠分别滑拨患者臀部两侧，双手握空拳叩打腰骶部，臀部及大腿后侧和外侧。

④牵拉下肢：患者仰卧，双膝关节屈曲，术者双臂紧抱膝部，双手协同将患者下肢大腿向腹部按压，尽力屈髋屈膝，使臀部及腰部肌肉得到牵拉，然后做顺时针或逆时针的旋转髋关节。

⑤推下肢两侧：术者双手分别由患者臀部向两侧大腿推至膝关节，再由双手自臀部两侧推至膝关节外侧，反复操作1～3分钟。

⑥按压下肢穴位：术者用叠掌或前臂揉患者臀部及大腿部，肘尖按压或拨环跳、承扶、殷门、委中穴，掌指关节滚臀部及大腿后侧，空拳有节律地叩打腰骶部、臀部及下肢部，操作3～5分钟。

⑦拿揉大腿前群肌：患者仰卧位，术者双手分别自患者两侧腹股沟向下推下肢，双手多指与拇指相对用力拿揉大腿前群肌肉，双手侧指敲打下肢部，反复操作3～5分钟。

⑧滑拨大腿后群肌：术者两掌放于患者大腿内外侧，对揉患者下肢内外侧。双手拇指分别放于患者双下肢前群肌自内向外拨，再用双手多指分别放于患者双下肢后群肌，自内向外滑拨大腿后群肌，操作5～8分钟。

⑨分推挤揉下肢：术者双掌分推患者下肢，对揉下肢内外侧，也可将患者下肢微屈外旋，术者一手固定膝部外侧，另一手前臂推揉大腿内侧，掌指关节滚，空拳叩打大腿内侧部，操作5～8分钟。

⑩顿拉下肢：术者一手握患者踝部，另一手把持患者膝部，尽力使其膝关节和髋关节屈曲，然后顿拉下肢。两腿交替操作，拇指按压患者气冲、髀关、血海、风市、足三里等穴，操作3～5分钟。

⑪直腿抬高：患者仰卧位，双足尖自我尽量使足背伸，在足背伸的同时直腿向上抬高上举下肢，双下肢交替进行，反复操作20～40次。

3. 随症加减

（1）膝部肥胖较明显者加以下手法

①术者用双手掌左右、上下分推患者膝关节部位，双手掌相对用擦摩膝关节周围，然后双手掌分别放于其膝关节内外侧，做快速地对揉对搓动作，

操作 5~8 分钟。

②术者用双手拇指与多指相对用力揉拿患者膝关节及其上下部位,两手握空拳叩打膝关节周围,操作 1~3 分钟。

③术者用双手多指与拇指相互重叠,上下、左右滑按推拨患者髌骨及膝关节周围韧带,操作 1~3 分钟。

④术者用双手掌重叠放于患者膝关节处,协调用力做向下用力地压颤动作,呈顿挫性压颤反复操作 10~20 次。

⑤术者用拇指按揉患者阳陵泉、阴陵泉、足三里、血海、委中等穴,每穴 30 秒左右。

(2)足部肥厚者加以下手法

①术者用单手掌推患者踝关节周围及足背,双手放于患者踝关节内外侧擦摩,操作 1~2 分钟。

②术者用侧掌搓患者踝关节周围及足背,拇指拨踝关节周围的肌腱或食指与拇指捏拿踝关节周围的肌腱。大鱼际或掌根揉按关节周围及足背部,操作 3~5 分钟。

③术者用侧指敲击患者踝关节周围及足背部,空拳叩打其足底部,单掌搓擦其足底部或掌指关节滚足底部,操作 3~5 分钟。

④术者用拇指按揉患者昆仑、太溪、公孙、太冲、涌泉等穴,每穴按压 30 秒左右。

(3)穴位定位:见图 5-60~图 5-65。

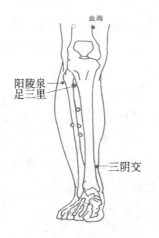

图 5-60　阳陵泉、三阴交等穴位置

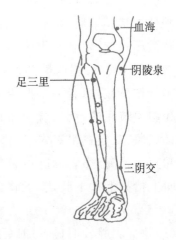

图 5-61　血海、阴陵泉等穴位置

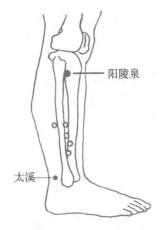

图 5-62 阳陵泉、太溪穴位置

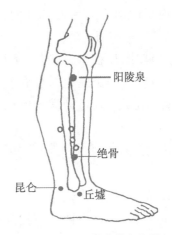

图 5-63 绝骨、昆仑等穴位置

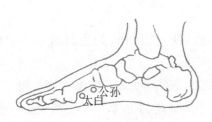

图 5-64 公孙、太白穴位置

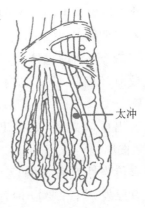

图 5-65 太冲穴位置

阳陵泉:在小腿外侧,当腓骨小头前下方凹陷处。

阴陵泉:在小腿内侧,当胫骨内侧髁后下方凹陷处。

足三里:在小腿前外侧,犊鼻下 3 寸,距胫骨前缘 1 横指。

血海:屈膝,在大腿内侧,髌底内侧端上 2 寸,当股四头肌内侧头的隆起处。

委中:在腘横纹中点,当股二头肌腱与半腱肌的中间。

昆仑:在足部外踝后方,当外踝尖与跟腱之间凹陷处。

太溪:在足内侧内踝后方,当内踝尖与跟腱之间的凹陷处。

公孙:第 1 跖骨基底部的前下方赤白肉际处。

太冲:在足背侧,当第 1 趾骨间隙的后方凹陷处。

涌泉:在足底部,卷足时足前部凹陷处,约当足第 2、3 趾趾缝纹头端与足跟连线的前 1/3 与后 2/3 的交点上。

4. 注意事项

(1)按照疗程坚持治疗,不可半途而废;

(2)修长的美腿也需要自我护理,每天自我按摩腿部;

(3)不要进入运动误区,剧烈的运动不能达到减肥目的。

四、按摩减肥要注意的问题

1. 每次做按摩要达到一定的时间,如腹部不应少于 15～20 分钟,全身不应少于 45～60 分钟必须按疗程做,每疗程 10～12 次,休息 2～3 天,再接着做下 1 个疗程。

2. 按摩师要手法熟练,选穴准确,力度适中。局部亦可用一些润滑剂,最好选用减肥膏一类的润滑剂。

3. 减肥期间要少吃高脂肪、高热量食物,亦要少饮酒,尤其要少饮啤酒。一旦减肥达到理想体重,也要注意饮食的合理及适当运动。

4. 饭前、饭后 1 小时之内不宜做腹部按摩。过饥或过饱,酒后亦不可做减肥按摩。

5. 有出血倾向者(如胃出血、肠道出血、便血、尿血、妇女月经期等)不宜做减肥按摩。

6. 有传染性疾病者(如乙型肝炎,开放性结核等)均不宜做减肥按摩。

7. 有原发病者,要以治疗原发病为主(如高血压病、糖尿病、冠心病等)。原发病减轻后,再做减肥按摩。

8. 按摩师要修剪指甲,以防划破皮肤。用温水洗手,以防刺激皮肤而引起紧张。

9. 在按摩的过程中,按摩师要观察被按摩者的反应,如出现紧张不安,面色发白,四肢发凉,恶心欲呕等现象,就要立即停止按摩,让被按摩者静卧或采取其他措施。

10. 按摩减肥一定要持之以恒,不要断断续续,否则影响疗效。

11. 减肥要适度,不要一下子减掉很多而导致身体的不舒服或出现其他疾病。

12. 按摩后要饮一定量的白开水,每天饮 2000 毫升水为最佳,这样做有利于脂肪的转化和排出。

第六章　其他减肥方法

一、运动减肥法

肥胖从根本上讲是热量摄入大于热量消耗的结果,运动过少导致热量消耗不足是造成这种结果的重要原因之一。长期坚持运动不仅能增加能量消耗,改善糖代谢和脂代谢,有效降低体重,还可以改善心肺功能,降低心脑血管疾病发生率。因此,作为肥胖治疗的一个重要组成部分,运动疗法受到越来越多的重视。

运动减肥的基本原则是增加能量消耗,维持人体能量摄取与消耗的负平衡状态,逐步消除多余的体脂。

(一)运动疗法的作用机制

1. 运动对代谢率的影响　尽管运动对基础代谢率的影响人们有不同的看法,有的认为没有显著影响,有的则认为运动可以降低代谢率,但有一点是肯定的,即运动过程中和运动后相当长的一段时间内热量的消耗增多。这主要是因为运动后体内乳酸及脂肪酸氧化,运动消耗的糖原贮备的恢复也需要消耗能量。此外,运动引起的内分泌变化、体温增高均可使运动后的静息代谢率高于运动前且至少持续 1～2 小时甚至更长。热量消耗的增加打破了饮食的摄入量和消耗量之间的比例关系,导致体重下降。

2. 运动对食欲的影响　不同运动量和运动方式对食欲有不同的影响。大量、高强度的过度运动可以降低食欲,而适量长期规律的运动则可使食欲增加。尽管适量长期规律的运动可使进食量增加,但同时热量消耗的增加更多,因此身体脂肪的储存不会增多,体重保持相对恒定或不同程度的下降,如果辅以适当的饮食控制,体重下降则会更为明显。

3. 运动对身体成分的影响　运动对身体成分变化的影响主要取决于

运动的强度、频度、持续时间,以及热量消耗与摄入的对比关系,总的说来身体成分只发生轻微的变化。

(1)对肌肉的影响:小量短时间的运动对肌肉比例成分的影响不明显,而适量长期规律的运动则使肌肉比例成分增加。

(2)对脂肪代谢的影响:运动,尤其是长时间的有氧运动,如快步走、慢跑、自行车和有音乐伴奏的健身操等,可增加儿茶酚胺和肾上腺皮质激素分泌,抑制胰岛素的分泌,三酰甘油酶、细胞色素 C 氧化酶及柠檬酸合成酶等活性增加,促进游离脂肪酸从储存的脂肪组织中动员入血,然后进入肌肉组织,为肌肉氧化分解,机体体脂重量和百分比降低,BMI 下降。另外,运动还可使脂肪细胞含脂量减少,使肥大的脂肪细胞缩小。短时间的高强度运动时脂肪一般不能动用、释放和氧化。

(二)运动疗法的优点

与控制饮食、药物治疗等其他减肥方法相比,运动疗法有很多优点,总结起来有以下几点。

1. 改善心肺功能,患心血管疾病的概率减少。

2. 由于不需严格控制饮食,不会发生营养缺乏。

3. 体脂及其所占比例减少,而肌肉所占比例增加,体重减轻的同时身体比例更加协调。

4. 体力、体质及精神状态明显改善。经常运动不仅可以明显改善患者的体力、体质,也会使患者的精神状态和自我感觉得到极大改观。

5. 只要运动合适,无不良作用。

当然,单纯依靠运动疗法对很多患者还不能取得良好的疗效,对这些患者还应采取包括外科手术、饮食控制及药物治疗等在内的综合治疗方案。

(三)运动处方

1. *运动量和运动强度* 运动量和运动强度要根据肥胖患者的年龄、身体状况、有无伴随疾病等来决定。决定运动前最好首先去医院查体,明确有无心脑血管疾病、有无糖尿病、严重的骨质疏松,并了解肺、肝、肾等脏器的功能,明确是否能够参加减肥运动,以及能参加哪种减肥运动。一般来说,年轻、无伴随疾病的肥胖患者可以从事强度较大的运动,如游泳、爬山、球类(篮球、足球、乒乓球)等,老年或有伴随疾病(如高血压、冠心病和糖尿病等)

的肥胖患者,则应选择比较缓和的运动如慢步、骑车、打太极拳、做广播操等。

并非运动强度越大减肥效果就越好,最有效的运动减肥方式是有氧运动。有氧运动能直接地消耗脂肪,使脂肪转化成能量被机体组织消耗掉。有氧运动时,糖、脂肪、蛋白质在氧的参与下分解为二氧化碳和水,同时释放大量能量,供二磷腺苷(ADP)再合成三磷腺苷(ATP)然后由 ATP 分解释放能量,提供生命活动所需要的能量。由于脂肪代谢的特点必须是有氧代谢,因此减肥必须做有氧运动,而高运动强度时脂肪消耗的比例只占 15%,因此,轻松和缓、长时间、低强度的有氧运动是最好的运动减肥方式。有氧运动应具备的条件:①有充足的氧气参与运动;②运动时间 30~60 分钟;③有效心率小于每分钟 150 次。

减肥运动的运动强度和运动量是否合适可以用心率来评定,即运动即刻心率保持在每分钟 120~150 次为宜,还要尽量保证每次运动的持续时间在 30 分钟以上。

2. 运动方式 尽可能选择肥胖患者喜欢或者容易接受的运动方式,因为只有这样才有利于患者长期坚持。另外,还要根据周围环境和条件进行选择,如靠水者游泳,靠山者登山,住高楼者爬楼等。下面是几种经实践证明患者容易接受的运动方式。

(1)快走:这是最简便易行的方法,每天快走至少 40 分钟,每周至少 5 天。身体状况较差者可适当降低速度,或缩短每次快走的时间,但不宜少于 30 分钟。步行时能增加下肢肌肉和韧带的力量,保持关节灵活性,同时也是增强心脏功能,降脂减肥的有效手段。练习时步幅比一般随意步行时大,上体正直,两臂前后摆动,呼吸自然。锻炼者应根据运动中心率变化水平及主观感觉调整步幅和速度,循序渐进。

(2)慢跑:慢跑是一种轻松自如的运动,其运动强度大于步行,减肥健身效果好、见效快,男女老少皆可以练习,被人们视为"有氧代谢运动之王"。慢跑时仍以把握运动强度为主要控制内容,根据本人体质的实际情况,恰当选择跑步速度和时间。

(3)做操或打太极拳:每日做广播操或打太极拳至少 40 分钟,这种方法较适合于中老年人。

(4)球类运动:每日至少进行 40 分钟的球类运动,这种方法比较受年轻人的喜爱。

(5)水中运动。有条件的患者可以每日进行水中运动,这是目前最好的运动减肥方式。水中运动除了游泳外,还可以水中行走、跑步、跳跃、踢水、水球、游戏等。水中运动有很多优点:首先,水的阻力远远大于陆上运动时空气的阻力,水中运动消耗的能量大;其次,水的导热性大于空气 24 倍,水温一般低于气温,这也有利于散热和热量的消耗;第三,肥胖者体重大,陆上运动时身体(特别是下肢和腰部)要承受很大的重力负荷,容易损伤下肢关节和骨骼,而水中运动时肥胖者的体重有相当一部分被水的浮力承受,下肢和腰部负荷减轻,关节和骨骼的损伤的危险性大大降低。

上述运动方式都要求尽量不少于 40 分钟,因为只有运动持续时间超过大约 40 分钟,人体内的脂肪才能被大量调动起来与糖原一起供能,随着运动时间的延长,脂肪供能的比例也逐渐增加,可达总消耗量的 85%。

3. 注意事项

(1)注意医疗防护:肥胖患者可以根据自己在运动中的适应程度调整运动方式和运动量。如有感染、发热、冠心病(如心绞痛、血压过高等),应减轻运动强度或暂停运动,经治疗病情平稳后再重新开始适量的运动。

(2)适当控制饮食:运动治疗的同时还应适当控制饮食,这比单纯应用运动疗法或者饮食控制会有更好的效果。

(四)运动疗效的判定

及时准确进行运动疗效的判定具有重要意义,一方面可根据判定结果对运动处方进行必要的调整,另一方面理想的减肥结果可进一步坚定患者坚持运动的决心和战胜肥胖的信心。可以从以下几个方面如体重、腹围、腹壁脂肪厚度、肺活量等进行疗效的简易判定。以体重判断疗效为例,每周减轻体重 500 克比较合适,少于 400 克若身体允许则应加大运动强度、延长运动时间。但每周减轻体重不宜超过 1000 克,若超过则应降低运动强度、缩短运动时间。

二、拍打减肥法

拍打按摩减肥法,即医者用制好的一种"拍子",在患者某些特定部位上,进行轻重不同而有节奏的拍打,从而达到治疗某些疾病的一种简单易行,行之有效的治疗方法。

1. 钢丝拍子的制作方法　取 100～150 克重的 16～24 号钢丝,编成一头大,一头小,长约 34 厘米的拍子架,用 1 两(1 两=50 克)左右的棉花包裹扎实后,再用绷带包扎缠绕牢固,做成外表用胶布包扎长约 35 厘米的钢丝拍子。拍子头部呈扁椭圆形,宽约 9 厘米,厚约 4 厘米,柄部呈圆柱形,直径约 3 厘米。

2. 拍打的方法　拍打时一手握于拍子的中下 1/3 交界处。手握拍子时不宜过紧,也不要过松。用腕力进行拍打,不要用臂力,前臂只起支持手腕上、下移动的作用。

3. 拍打的节奏　拍打的节奏一般常用的是:打一拍后再连打四拍,又叫"四一四"拍法。有节奏地进行拍打,既可省力,也好听,同时使患者有一种舒适感。

4. 拍打的轻重　拍打力量的轻重,是根据患者身体的强弱、年龄的大小及拍打的部位而言。一般可分为"轻拍""中拍""重拍"3 种。

(1)轻拍:拍打时用力比较轻,这种拍打法多用于年老体弱和儿童。适用于肌肉比较薄弱的地方,比如关节部位和胸胁部位。

(2)中拍:是一种比轻拍重,又比重拍轻的拍打方法,也是最常用的。这种方法在身体大部分部位都可以使用。

(3)重拍:重拍用力比较重。可以用腕和前臂的力量进行拍打,这种拍法适用于身体比较强壮及病情比较顽固的患者,或用于拍打肩部、骶部、臀部、大腿等处。

一般来说,拍打要从轻拍开始,逐渐加重,到拍打快要结束时,才在某些重点部位进行重拍。

5. 拍打的顺序　拍打操作时的顺序,一般是先从背部正中线开始,然后依次拍打夹脊两旁的侧线、上肢、最后拍打下肢。从近端拍向远端,从左肢拍向右肢,从肢体的前侧向后侧拍打,由内侧再外侧,每一侧面反复拍打 3～5 遍,只顺打,不逆打。

6. 拍打时的体位　进行拍打时,为了便于拍打,需要采取一定的体位。

(1)直立位:立直,两腿分开与肩同宽,两手采取自然姿势或交叉于背后,这种方法主要是在拍打下肢时采用。

(2)扶立位:患者双手扶在椅背或桌边上,身体站立,两腿分开与肩同宽,上肢略向前倾,头颈挺直,主要是拍打腰背及下肢后面时采用。

(3)弓箭位:一侧下肢向前迈出一步,屈曲,小腿与地面呈垂直,另一侧下肢挺直,两手扶于膝上,上身略向前倾,头颈挺直,适用于拍打腰背及下肢。

(4)坐位:患者端坐于椅子上,颈项挺直端正,两臂自然下垂、两足着地。适用于拍打上肢及肩部。拍打上肢时,将拍打的上肢托起端平。

(5)俯卧位:俯卧于硬板床上,胸前垫上枕头,两上肢屈曲置于头前方,下肢伸直足尖向外,踝腕下也需垫一枕头。多用于拍打腰背及下肢后侧面。

(6)侧卧位:侧卧于硬板床上,上肢放于胸前,在上的下肢伸直,贴床的下肢屈曲。适用于拍打下肢的外侧面。

(7)仰卧位:仰卧于硬板床上,两上肢放平,两下肢伸直。常用于拍打下肢的前面。

7. 拍打法的注意事项

(1)拍打前先排尽大小便,休息 10 分钟左右,脱去外衣。

(2)疮疖痈疽、红肿胀痛、全身发热或有急性传染病、急性炎症、心力衰竭、癫痫发作、结核、肿瘤,以及各种出血病患者及妊娠期的妇女都不适于拍打法。

三、捏脊减肥法

捏脊疗法是用手指在脊椎两旁捏起皮肤,并向前推进的一种治病疗法。捏法作用于背部称为捏脊或捏积。捏脊不仅可用于儿童,而且也可用于成人。捏脊能很好地调节脏腑的生理功能,特别是对胃肠功能有很好的调节作用。捏脊能调理胃肠蠕动,促进消化吸收,提高人体抵抗力的作用,并对失眠有一定效果。捏脊方向为自下而上,从臀裂至颈部大椎穴。一般捏3～5 遍,以皮肤微微发红为度。在捏最后一遍时,常常捏三下,向上提一次,称为"捏三提一"。

(一)捏脊疗法减肥原理

从阴阳学说来看,脊在背部的正中,为经络中的督脉循行路线,督脉又有统全身阳气、络全身阴气的功能。通过捏脊可以调理阴阳之气,使阴阳得到平衡。人们患病是阴阳失调的结果。另外,脊柱的两侧是足太阳膀胱经的循行路线,这条经脉上有脏腑之气输注的背俞穴,即心、肺、肝、脾、胆、胃、肾、大场、小肠、膀胱等俞穴,这些穴位的分布与所属脏腑的位置接近,它们能主治本脏、本腑的有关病症。因此,在捏脊时可根据不同的病情,捏提相应的背俞穴,可以加强疗效。总之,捏脊不仅能调整阴阳平衡,还有调理气血及脏腑功能和疏通经络的作用,所以捏脊能治疗成人和小儿的肥胖症。

(二)捏脊操作

1. 捏法　分三指捏法和二指捏法,具体操作如下。

(1)三指捏法。两手腕关节略背伸,拇指横抵于皮肤,示、中两指置于拇指前方的皮肤处,以三指捏拿肌肤,两手边捏边交替前进。

(2)二指捏法。两手腕关节略尺偏,示指中节桡侧横抵于皮肤,拇指置于示指前方的皮肤处,以拇指、示指捏拿皮肤,边捏边交替前进。

2. 捏脊的手法　捏脊手法有轻微推捏式和用力提捏式两种。

(1)推捏的操作:两手半握拳,两手示指中节背横抵在尾椎骨两旁,先用左手示指背向前一推,接着左手大拇指将皮肤轻轻捏起,再用右手示指背向前一推,接着右手大拇指将皮轻轻捏起,随推随捏,随捏随向前进,从尾椎两旁直捏到后颈为止。速度不要太慢,以每秒钟能推捏4下为合适。

(2)提捏的操作:提捏就是将皮肤提起捏动向前进行。提捏比推握手按要重些,它是在推捏到第二腰椎时,两手示指和拇指同时加大力量,交替向左侧和右侧动。每天上午或下午饭后1小时左右,进行捏脊。10天为1个疗程。

3. 捏脊的动作要领

(1)捏拿肌肤松紧要适宜;

(2)应避免肌肤从手指间滑脱;

(3)应沿直线捏,不要歪斜。

(三)捏脊减肥操作

1. 捏脊的操作方法　捏脊时,术者双手的中指、环指、小指成半握拳状,示指半屈,拇指伸直,拇指螺纹面对准示指的第二指关节的桡侧,两者保持一定的间距,虎口向前,从尾骶部长强穴处开始,把皮肤捏起来,两手示指指甲紧靠,沿着脊柱向上推捏,至大椎穴处为1遍,这样捏3～5遍为1次。1次捏完后双手拇指在肾俞穴上按揉30下,就是常规捏法。为了加强疗效,可根据不同的病情,在相应的背俞穴上捏提。

2. 捏脊时的体位　捏脊操作时,病者的体位一般取俯卧位,把脊背伸平,腰背肌要放松,以便操作和保证疗效,暴露腰背即可操作。

3. 捏脊的注意事项

(1)捏皮肤的程度:捏皮肤应以适宜为度,捏紧了,患者会感到疼痛;捏松了,不但捏不起来,而且也会影响疗效。

(2)捏脊的速度:捏脊捏得太快时,皮肤容易滑脱,捏得太慢了会觉得疼痛,因此,以不快不慢为准,常规捏完1次大约需要1分半钟的时间为宜。

(3)捏脊的时间:捏脊放在早上或空腹时最为合适。如果刚吃过食物,要休息半小时之后再操作。一般1天捏1次,10天为1个疗程。2~3个疗程后可休息几天再进行。

(4)捏脊时要严防感冒受凉:因为捏脊操作是在脊背完全暴露的情况下进行的,最容易伤风受凉,所以房间的温度要适宜。

四、中草药减肥法

当前国内外市场的减肥方法和减肥制剂品种繁多,然而其功效往往不尽如人意。西药减肥,不良反应大,如芬氟拉明,曾一度被公认为理想的减肥药物,但因其明显的不良反应不得不退出市场。比较而言,中药治疗肥胖尽管目前疗效还不是很理想,但其不良反应小,不影响食欲和体力,是减肥降脂治疗肥胖症的研究方向,日益受到人们的推崇。

现代医学认为,肥胖症是一种有遗传倾向的内分泌代谢病,发病机制较复杂,中药可作用于物质代谢多个环节,调整脂质的生成、运化和排泄,使肥胖患者已紊乱的物质代谢、能量代谢和水盐代谢重趋平衡,从而发挥减肥降脂作用。目前国内应用的一些减肥茶就是以多种中药成分合制而成,具有一定的减肥作用,不良反应也较少。

肥胖以脾虚、肾虚为本,以痰、湿、热、血瘀、膏脂为标。虚以气虚为主,若兼阴阳失调,可有气阳虚或气阴虚,病在脾、肾、肝、胆及心、肺,临床以脾肾气虚为主,肝胆疏泄失调亦可见。标实以膏脂、痰浊为主,常兼有水湿,亦有兼血瘀、气滞者。标本虚实之间,可有侧重、错杂,故症候复杂多样。因此,其治疗原则是补脾肾之不足,泻痰湿之有余。

(一)中草药减肥治法

1. 化湿法　用于因脾运不健,聚湿而为肥胖。症见腹满、苔腻、脉沉细。代表方如泽泻汤、二术茯苓汤、防己黄芪汤等。

2. 祛痰法　用于痰浊肥胖。症见气虚胸闷、嗜睡懒动、苔白腻舌胖、脉滑。轻者用二陈汤、平陈汤、三子养亲汤，重者用控涎丹、导痰汤等。

3. 利水法　有微逐与推逐之分。症见肥胖水肿、少尿、腹胀、苔白、脉细沉。微逐用五皮饮、导水茯苓汤、小分清饮，推逐用舟车丸、十枣汤之类。

4. 通腑法　以轻泄为主，多用于嗜食肥甘厚味所致肥胖。症见实证肥胖，大腹便便，大便干结，行动不便，动则喘息，苔黄厚，脉实。选用大承气汤、小承气汤、调胃承气汤或单味大黄片。

5. 消导法　用于食欲无进型肥胖。症见肥胖懒动、腹满积食、苔白。一般消肉积用山楂，消面积用神曲，消食积用麦芽。合而为三仙饮，对营养过剩性肥胖有一定效果。

6. 疏肝利胆法　用于肥胖兼有肝郁气滞或血瘀等症。症见肥胖兼见胁痛、急躁、眩晕、倦怠、腹胀、舌苔黄质红、脉弦。常选温胆汤、疏肝饮、消胀散、逍遥散等。

7. 健脾法　肥胖以健脾补胃为正治法。症见脾虚气弱，胃纳减少，体倦胖而无力，苔白质淡，脉细弱无力。常用方如参苓白术散、异功散、枳术丸、五苓散等。

8. 温阳法　用与肥胖兼有气虚阳虚者。常用济生肾气丸、加味肾气丸、甘草附子汤等。

(二)常用减肥草药

中草药中的许多药物，虽然没有直接涉及减肥问题，但文献记载了"令人瘦"和"消人脂肉"观点，从减肥的现实角度来说，的确有一定的积极意义。传统中药中具有减肥作用的药物有麻黄、大黄、何首乌、白术、苍术、泽泻、茯苓、防己、黄芪、薏苡仁、山楂、甘草、枸杞子、灵芝等，茶叶、可可等也具有减肥作用。中药类减肥药的作用机制各不相同，常需多种药物配伍组成方剂。现仅举几种介绍如下。

1. 海带　性味咸寒，归入肝、胃、肾经，有软坚散结、消痰利水作用，也能使人消瘦。《食疗本草》曾述："下气，久服瘦人。"现代研究证明，海带含海带素，为多糖类，其低程度的硫酸化物与肝素相似，有消除血脂的作用。其所含的多种矿物质、微量元素等，能减少人体摄入动物脂肪在心脏、血管、肠壁上的沉积。有人曾做过试验，肥胖的人1个月吃1～1.5千克海带能达到理想的减肥效果,况且如果缺碘也会引起甲状腺分泌不足,使身体的基础代谢率降低,严重的缺碘,可造成低水平的能量输出从而诱发肥胖,海带对甲减引起的肥胖有较好的作用。

2. 海藻　性味苦咸寒,入肝、胃、肾经,尤善消痰软坚、利水。《食疗本草》亦说:"瘦人,不可服之。"海藻有降血脂的作用,因海藻所含的藻胶酸与等分子的苯丙胺制成的合剂,是一种食欲抑制剂,能减轻肥胖而不引起失眠。

3. 赤小豆　性味甘酸而平,入脾、心、小肠经,具有较好的利尿水肿、解毒作用。陶弘景说:"性逐津液,久食令人枯燥。"《食疗本草》也云:"久食瘦人。"应用赤小豆进行减肥,对伴有水肿的肥胖症效果尤好。

4. 荷叶　性味甘涩平,入脾经,是很好的清暑药物。《本草纲目》引载《证治要诀》云:"荷叶服之,令人瘦劣。"有人曾用干荷叶每日煎汤代茶饮或煮粥喝,连服3个月,体重明显降低。

5. 冬瓜　味甘淡而性微寒,有利尿消痰、清热解毒的功效,有较好的减肥作用。《食疗本草》说:"煮食之,能炼五脏精细,欲得肥者,勿食之,为下气。欲瘦小轻健者,食之甚健人。"还说:"患冷人勿食之,令人益瘦。"由于肥胖人多有内热,冬瓜的下气、清热,有助于减肥,可以长期大量服用。

6. 茶叶　是世界性的三大饮料之一,有清头目、除烦渴、化痰、消食、利尿的作用。唐代本草学家陈藏器说:"(茶叶)苦寒,久食令人瘦,去人脂……"现代研究证明,茶叶可以降低血清胆固醇的浓度和胆固醇与磷脂的比值,能防治高脂血症。茶叶所含的咖啡因有兴奋中枢神经的作用,使睡眠减少消耗增加。咖啡因和茶碱还有利尿和兴奋代谢的作用。可见其减肥作用是多种功能综合作用的结果。我国的普洱茶、乌龙茶减肥效果最佳,素有减肥茶之美称。

(三)减肥中成药

常用的减肥中成药中主要成分有番泻叶、泽泻、淡竹叶、茯苓、丹参、夏枯草、法半夏、陈皮、葶苈子等,有除湿化痰、利尿通便等作用。减肥茶主要成分有杜仲、三七、云雾茶、普洱茶等,有降脂减肥的作用。还有其他如主治水肿性肥胖的七消丸;主治单纯性肥胖的消胖美;主治单纯性肥胖的天雁减肥茶;主治高血压冠心病肥胖者的轻身减肥乐等。目前,临床常用减肥方剂主要有如下品种。

1. 防风通圣散(《宣明方论》)　由大黄、芒硝、防风、麻黄、荆芥、生姜、薄荷、连翘、桔梗、栀子、石膏、白术、甘草等组成。对实证肥胖、中风型体质者常用。日本人对此方多加推崇。

2. 大柴胡汤(《伤寒论》)　由柴胡、黄芩、白芍、半夏、枳实、大黄、大枣、生姜组成。常用于躯体肥大、腹壁肥厚、胸胁苦满者的实胖。

3. 防己黄芪汤(《金匮要略》)　由防己、黄芪、白术、甘草组成。对虚证、虚实夹杂证见皮肤发白、易汗出、肌肉疲软、膝关节疼痛或有水肿、不伴便秘的肥胖尤宜。

4. 温胆汤　由陈皮、半夏、茯苓、甘草、竹茹、枳实、胆南星组成。单纯性肥胖者长期服用,有较好的疗效。用该方治疗肥胖症 90 例,获得较好的效果,平均体重由 88 千克降至 76.5 千克。

5. 七消丸(天津达仁堂制药厂生产)　由地黄、乌梅、木瓜、白芍、北沙参组成。每日早晚各 1 丸,空腹以温开水送服。主治单纯性肥胖。用该方治疗 125 例肥胖症,总有效率为 81.6%。

6. 轻身 2 号(浙江医科大学第一附属医院方)　由黄芪、防风、白术、川芎、制首乌、泽泻、生山楂、丹参、茵陈、水牛角、仙灵脾、生大黄组成。治疗单纯性肥胖 50 例,疗程 4～23 周,结果 48 例有效,体重平均下降 3.72 千克,血清三酰甘油及胆固醇也有明显的下降。

7. 白金丸　由白矾、郁金组成。每次 6 克,每日 3 次,连服 40～60 天。170 例高脂血症又有肥胖者服后体重明显下降,平均降 3.75 千克。

8. 消肥饮　由荷叶、山楂、泽泻组成。代茶饮,疗程 3 个月。治疗单纯性肥胖 41 例,显效(体重减轻 2 千克以上)27 例,显效率为 68.2%。

9. 减肥丸　由番泻叶、松萝茶、泽泻、淡竹叶、槐花、夏枯草、葶苈子、茯苓等组成,有除湿化痰、利尿通便的作用。治疗 183 例,总有效率为 74.3%,平均减少 2.52 千克。

10. 减肥轻身乐　由漏芦、决明子、泽泻、荷叶、汉防己、生地、红参、水牛角、黄芪、蜈蚣组成的水煎浓缩剂。治疗 51 例,有效率 94.1%。

11. 宁脂　由白术、陈皮、半夏、丹参等组成。每次 8 片,每日 3 次。治疗 90 例,有效率 72%,体重平均下降 1.71 千克。

12. 消胖美　该药由柴胡等 9 味中西药物组成。用于治疗单纯肥胖症,有抑制食欲、增强体质、疏肝解郁、健脾益气、祛除浊积、利水渗湿、增强新陈代谢、轻度减少葡萄糖的吸收功能等作用。

13. 轻身降脂乐　由首乌、夏枯草、冬瓜皮、陈皮等 16 味中药组成。通过动物实验证明有减肥作用。临床观察 231 例,有效率为 94.81％。能降低体重、脂肪百分率、胆固醇、三酰甘油等。该药具有养阴清热、滋补肝能、清热利湿、润肠通便、益气健脾、利水渗湿、活血化瘀、化痰散结、抑制食欲、促进脂肪代谢、降低血脂及改善心悸气短等作用。

14. 体可轻　由法半夏、陈皮、云茯苓、炒苍术、炒米仁、大腹皮等药组成。上药等分制成浓缩小丸,每日 3 次,每次 45 粒。

15. 轻身一号　用于治疗单纯性肥胖症。该药由黄芪、防己、白术、川芎、何首乌各 15 克,泽泻、生山楂、丹参、茵陈、水牛角各 30 克,仙灵脾 10 克,生大黄 9 克组成。以上用水煎成 100 毫升,每次口服 50 毫升,每日 2 次,超重 25％以上者可增至每日 3 次即 150 毫升。本方具有益气健脾、温肾助阳、活血化瘀,利水消水肿之效。主治疲倦乏力,胸闷气促,腹胀肢沉,腰背疼痛,便溏水肿,月经不调,皮肤呈紫纹,舌胖质淡,苔白薄或白腻,脉细弱等症状的肥胖者。本方可能作用于代谢的多个环节,起调整作用,使肥胖症患者已紊乱的物质代谢、能量代谢和水盐代谢渐趋平衡。

16. 减肥合剂　用于治疗单纯性肥胖症。该合剂由四逆散 18 克,茯苓皮 9 克,化皮 45 克,泽泻 9 克,油麻槁 60 克,煎成 500 毫升,每次 30～60 毫升,每日 2 次。有疏肝、利水、祛湿的作用。

17. 降脂一号胶囊　由党参、黄芪、云苓、泽泻、桂枝、决明子、山楂、半夏、防己、陈皮、杏仁、大腹皮、枳实、大黄等 28 味中药组成。用于治疗单纯性肥胖症。

18. 减肥健身茶　主要由绿茶、决明子、麦芽、山楂、麦冬、荷叶组成。具有平肝清热,醒脾消食之功效。经临床验证,该茶对肥胖病的有效率达 64％。肥胖病具有头晕目眩,心烦易怒,面红目赤,肢麻,脉弦等肝阳上亢表现者可选用。剂型为茶剂,每袋 5 克。每日 2 次,每次 1 包,服 2 个月为 1 个疗程。

19. 降脂减肥颗粒　本药用黄芪、淮山药健脾益气,首乌、麦冬滋阴养血,泽泻、茶叶利水渗湿,山楂消食化积。诸药合用,共奏益气养阴、活血消积化湿之功效。肥胖患者具有神疲,少气懒言,心悸,盗汗,舌红少苔,脉细数等气阴两虚表现者可选用。每包 12 克。每次 1 包,每日 3 次。

20. 减肥通圣片　本药用麻黄、荆芥、薄荷油疏风解表,大黄、玄明粉、枳壳泄热通便,石膏、黄芩、山栀清三焦之热,滑石、苦参清热祛湿,白术健脾燥湿;昆布、桔梗软坚化痰,白芍、当归、川芎养血活血。全方配伍,解表攻里,清热祛湿,达到减肥的目的。肥胖病属湿热蕴结、痰浊阻滞者可选用。每片约含生药1克,每日3次,每次6片,30日为1个疗程。

(四)减肥经验方

1. 郭士魁经验方

一方:黄芪、茯苓、陈皮、泽泻、半夏、生大黄。此方益气健脾利湿,适用于气虚痰浊甚之肥胖。

二方:龙胆草、金钱草、茵陈、栀子、郁金、草决明、泽泻、荷叶。此方用于肥胖者痰湿化热、肝热上冲之肥胖,以清肝利胆化浊。

三方:马尾连、茯苓、白术、忍冬藤、大腹皮、生大黄。此方适用于肥胖者湿热互结在肠胃,以化浊利湿通便。

2. 邹云翔经验方 治肥胖,血脂过高,体重85～90千克者,用荷叶10克,冬令用干物,水煎服。数十剂后,体重可减轻6千克左右,血脂较高的,也能逐渐恢复正常。在夏令可用鲜荷叶煮粥食之,或用鲜荷叶代茶,皆有效。

3. 王琦经验方 杏仁12克,防己15克,泽泻20克,白芥子10克,冬瓜皮20克,荷叶20克,人参6克,苍术10克,黄芪20克,陈皮10克,生蒲黄15克,川楝子12克,白豆蔻6克。此方主治单纯性肥胖症属痰湿体质之人,兼气虚证者亦可既可水煎服又可做成散剂,连用3个月,有效率为73.7%。

4. 朱曾柏经验方

一方:焦山楂、荷叶、泽泻、薏苡仁、茯苓、黄芪、昆布、橘红、莱菔子、甘草。嗜睡症状突出者加茉莉花茶适量于药中。月经少、白带多加红花、莪术。老年肥胖加制首乌、桑寄生。上方10剂,研成粗末,每天用适量药粉,加水微煎,频频当饮料。也可将药末置于暖水瓶内,头夜灌入沸水浸泡,次日当饮料。

二方:荷叶、郁金、草决明、瓜蒌、昆布、海藻、枳实、莱菔子、柴胡、泽泻、茵陈、丹参、甘草。以上方10剂,研成粗末,每日用药末50～100克微煎,当饮料。并可用大黄10克头天晚沸水浸泡,翌日清晨空腹服50毫升。也可将大黄研成细末,每日清晨吞服3～6克,以泻痰浊。主治肝胆疏泄失常、痰浊(兼瘀血)壅滞肥胖症,对全身肥胖伴血压高者较好。

第七章　预防肥胖保健操

对于肥胖病的治疗,靠长期服用药物不免产生不良反应,而且也未必能长久见效;手术治疗适应证有限,且有一定的风险。所以,患者一旦出现肥胖就面对很多艰难的选择,并且总有些人的治疗效果不尽人意,还没来得及做出新的选择,并发症的危险已经悄然而至了。肥胖症的治疗远不及预防重要,正如古典医籍中记载的"上工不治已病,治未病",即是说高明的医生不治已经形成的病,而是治疗开始于疾病还没有形成之时,也就是说最高明的医生应该善于指导人们养生保健。

健美减肥操是通过肥胖患者自我做操运动而达到减肥的目的,是行之有效的最简单的减肥方法,该方法减肥收效快,操作简单,不受任何条件约束,关键在于自己坚持。一般肥胖者减肥心迫切,若注意合理饮食,坚持按摩或自我按摩及做减肥操锻炼,定会收到良好的健美减肥效果。

一、龙门健美减肥操

1. 力推华山　两脚与肩同宽站立,吸气时,将双手掌提至胸前,掌心向内;呼气时翻掌用力向前推出。反复做 4～8 次。可减胸臂部脂肪,增强臂力,增加肺活量。

2. 孔雀展翅　立正姿势,吸气时收腹提肛,两臂交叉叠于小腹前,两掌超过两腿外侧。呼气向前弯腰,两臂斜后展。反复做 4～8 次。

3. 夜叉探海　站立,吸气时两臂向身后左右分开,掌心向上,提足跟,悬裆提肛;呼气时足跟落地,两臂侧平举。反复做 4 次。

4. 大圣登天　站立,两臂向上伸直,意念直达天空,两足跟提起。吸气收腹,拔伸身体至最大极限;两臂下落时呼气,身体下蹲时,两掌劳宫穴护住膝眼。各做 4 次。

5. 霸王举鼎　左脚向前跨成左弓步,左拳放于左腰部。吸气收腹,右臂上举,握拳闭气,再猛上举,意想推举千斤大鼎。呼气时,右脚向前跨成右弓步,动作如前,方向相反反复做4次。

二、太极减肥操

1. 起势调息 自然站立,两脚与肩同宽,含胸拔背,两手自然下垂。两臂缓慢向前平举,两手稍高于肩,手心向下,同时吸气。上体保持正直,两腿屈膝下蹲,两手轻轻下按,直到与脐平,掌心向下,同时呼气。

2. 开阔胸怀 将下按的两手平行上提至胸前,膝关节逐渐伸直、翻掌、掌心相对,平行向两侧拉至尽处,做扩胸动作,同时吸气。将两侧的手平行向中间靠拢到胸前,将两掌心改为向下,在下按过程中屈膝,同时呼气。

3. 挥舞彩虹 将下按两手平行上提至胸前,膝关节逐渐伸直,两手继续上升至头顶,两臂向上伸直,两掌心朝前,同时吸气。重心向右脚移动,右腿微屈,左腿伸直,以脚尖着地左手从顶向左侧伸直平举,掌心向上,右手肘关节在右体侧弯曲成半圆形,右掌心朝下继续吸气。反之重心向左脚移动,做同样的动作,但方向相反,同时呼气。

4. 轮臂分云 重心移至两腿之间,两腿成马步,两手下行交叉于小腹前,右手掌心叠于左手背上。双手分开,从体侧举至头顶上方,双掌托天,同时吸气。两臂同时从上向两侧降下,两手掌心向下,逐渐交叉置于小腹前,肘关节微屈,同时呼气。

5. 定步倒卷 站好马步,左手往前上方伸,右手由下向上方画弧平举,腰往右转,目视右手,同时呼气,接着左手向胸前放,刚好与右手小鱼际相擦。反之右手动作同左手,交替进行。

6. 湖水划船 当左手推掌在胸前与右手相擦之际,将两手掌朝上,经腹前由下向上画弧。两臂向上伸直,掌心朝前,同时吸气。弯腰,向上伸直的双手随之向后下方画弧,同时呼气。当两手在后下方尽处时,逐渐将腰伸直,两侧的手向外侧画弧上举,掌心朝前,同时吸气。

7. 转体望月 站立位,两手分放于身旁,两掌向左后上方挥动,上体向左转动,目视左后上方如望月,同时吸气,然后还原同时呼气。反之,双臂向右做相同动作,且方向相反。

8. 转腰推掌 站马步,两手分放在两腰旁,在肘关节后拉时,上体向左转动,右手向前推掌,同时呼气,还原时吸气。反之体向右转动作相同,方向相反。

9. 捞海观天　左腿向前跨半步,弯腰呼气,两手左膝前交叉,上体后仰,吸气。双手分开上举,过头顶后掌心相对,仰头观天。

10. 飞鸽展翅　站立,两手前伸,掌心相对,右脚向前迈半步,两手往两侧拉至尽处,同时吸气。左脚向前迈半步,将两侧的手臂往胸前收拢。掌心朝上,同时呼气。

11. 伸臂冲拳　站马步,右手先出拳,同时呼气,还原时吸气。左手出拳呼气,还原吸气。

12. 大雁飞翔　尽量蹲低,两手下按,像大雁飞翔一样,同时呼气,逐渐站起,两手随势上提,同时吸气。

13. 环转飞轮　两臂上伸,沿左、后、右、前方向转腰,臂随腰转,双手向左侧举到头顶同时吸气,从头顶向右时呼气,连续操作。反之方向相反,动作相同。

14. 踏步拍球　提左脚,右手在右肩前做拍球动作,同时吸气,反之提右脚,左手在左肩前做拍球动作,同时呼气。

15. 按掌平气　两掌指相对,掌心向上,从胸前上提到眼前,同时吸气;翻掌两手指相对,掌心向下,从眼前下按到小腹部,同时呼气。

三、增强腹肌减肥操

1. 腹式呼吸仰卧位　两手分别放在胸腹部,做缓慢的呼吸动作。

2. 双腿上抬仰卧位　双腿伸直同时抬高,再还原反复操作。

3. 仰卧起坐两臂后屈　两手抱枕部,做起坐动作,意守丹田,反复操作。

4. 屈膝挺腰仰卧位　两臂屈肘,足跟靠近臀部,以两脚心、肘关节为支点,做挺腰动作,反复操作。

5. 压腹屈膝仰卧位　双膝屈曲,双手环抱膝部,使大腿尽量压腹部。

6. 蹬腿运动仰卧位　两腿悬空,膝关节屈曲做蹬自行车式运动。

以上 6 节动作,每日锻炼 1～2 次,每次练习 20 分钟。

四、马王堆补气减肥操

1. 凝神运目　站立位,双手叉腰,放眼向远处眺望,接着眼球上下左右运动,一遍为 1 次,反复操作 4～8 次。

2. 四面转颈　自然站立,按俯、仰、左、右的顺序转运颈部为 1 次,反复做 4～8 次。

3. 左右揉转　两脚分立稍宽于肩,双手似捧一大的重球,左右、上下对挤、对揉或做自由旋转揉动,反复操作 1～3 分钟。

4. 推波助澜　左臂伸直,掌心向上,意想左手持一重球,以右手用力将球推掉。然后换右手做同样动作,左右交替做 4～8 次。

5. 摆柳护腰　自然站立,向左转腰然后再向右转腰,同时双臂在身体前后自由摆动,反复操作 6～8 次。

6. 启门闭户　先收腹提肛吸气,再松腹松肛呼气,反复做 4～8 次。

以上 6 节动作,每日坚持做 1～2 次,每次 20 分钟。

五、站式九段减肥操

1. 顶天立地　自然站立,双手指交叉相扣,掌心朝上平行地从胸前上升至头顶上方,并做抬头动作,同时吸气。在头顶上方交叉的两掌下移,经胸前至小腹前,两手掌向内翻转,将掌心放置于小腹部,头保持正直,同时呼气。

2. 摘果下拉　在小腹部交叉的双手,分开上举到头顶,五指分开,掌心朝前上方,两手距离与肩同宽,同时吸气,然后做摘果动作,手握拳用力往下拉至肩前,掌心朝上同时呼气。

3. 双侧冲拳　将两手握拳分别放在两侧腰间,向体侧方冲拳,至两臂平举与肩同高,掌心向下,同时吸气,再将两拳收回腰部,同时呼气。

4. 抱头侧屈　将两手多指交叉相扣,两掌心抱在后枕部,做头腰向左侧屈的动作,同时呼气,还原时吸气,然后做向右侧屈的动作,左右侧交替进行。

5. 马步冲拳　两手握拳放于腰旁,双膝微屈,右拳用力前冲,直至肘关节伸直,保持躯干部不动,同时呼气,再缓慢将右拳收回原位同时吸气。然后再冲左拳,左右拳交替进行。

6. 前俯后仰　两脚分开与肩等宽,做收腹向前弯腰动作,弯至躯干与地平行,手指尽力触及足趾,同时吸气,然后做后仰动作,双掌护于腰间,同时呼气。

7. 半蹲平举　两脚分开稍宽于肩,两腿半蹲,同时两手平举至胸前,掌心朝下,同时吸气,然后还原,同时呼气。

8. 双膝旋转　立正姿势,躯干前屈,膝关节屈曲,双手掌分别按在两膝部,两膝自左向右旋,反之再自右向左旋转。

9. 左右踢腿　立正姿势,两手叉腰间,将右脚向前方踢出,脚尖绷直,然后复原,反之踢左脚。

以上9节动作均做4个八拍。

六、青蛙翻浪减肥功

1. 坐在约高35厘米方凳上,使小腿与大腿呈90°或稍小于90°,足着地,双膝与肩同宽。男性右手握拳,左手抱在右拳外。女性左手握拳,右手抱在左拳外,将肘放在膝盖上,躯干稍前俯,低头,将握拳的拳口垫在额头,眼微闭,全身放松。

2. 用鼻吸气,吸气要细、慢、均匀。同时小腹逐渐鼓起,待鼓到一定程度,便停顿呼吸2秒钟。然后迅速短吸气,再将气徐徐吐出,全身放松,如此循环不已。

3. 每次练15分钟,收功时闭眼慢慢将头抬起,合掌搓手十余次,再将两手手指梳头若干次,随后睁开眼。双手握拳举起,伸伸懒腰,完毕。

七、莲花坐功减肥操

1. 两腿盘坐于床上,两手相叠,掌心向上置于腹前大腿上。男性右手置于左手之上,女性相反,含胸拔背,下腭微收,双目微闭,舌尖轻舐上腭,全身放松。

2. 将意念集中于呼吸,逐渐达到呼吸深、长、细、匀、无声或同时想最愉快之事。此功练习20分钟。

八、玉蟾翻浪功减肥操

1. 仰卧位,双腿弯曲,脚平放在床上,大腿与小腿屈成90°,一手放在胸部,一手放在腹部,吸气时提胸收腹,呼气时缩胸凸腹。缩胸凸腹时要把腹部凸得尽量高。胸腹起伏似波浪翻功,呼吸之快慢与平时呼吸稍深。

2. 此功除卧式外,还可在站立、端坐、行走,骑自行车时练,此功仅在饥饿时练,每次练 40~60 次。

九、自我拍击减肥操

1. 拍肩背　右手掌拍左肩,左手背击打背部,反之左手掌拍右肩,右手背击打背部。拍打 20~40 次。

2. 击小腹　自然站立,左右两手握成空拳,拳心向内,交替轻快叩打小腹部。叩打 20~40 次。

3. 叩打腰　自然站立,躯干稍前俯,双手握空拳,拳眼着力轻快叩打腰部。叩打 20~40 次。

4. 捶击臀　自然站立,双手握拳,手背捶击腰部及臀部。捶击 40~60 次。

5. 敲击大腿　自然坐靠背椅,双手侧指敲击大腿内侧,双手握拳叩打大腿前部、后部和外侧。敲击 40~60 次。

第八章 肥胖症易发生的因素、危害及注意事项

一、肥胖症易发生的时期

人的一生当中有几个时期是很容易发生肥胖症的,应该注意在这几个时期进行生活方式、饮食结构等方面进行调整以预防发生。①婴幼儿期。因为父母常常错误地认为孩子养得越胖越好,特别是现在每个家庭只有1个小孩,经济条件优越,唯恐小宝宝营养不够,过早或过多添加固体食品,尤其是在幼儿还不能爬行、走路等运动时,过度喂养可造成肥胖。现代研究显示,婴幼儿时期肥胖的人大多会在中年后发胖。②青春发育期。在进入青春发育期,体内性腺功能增强,性激素分泌旺盛,女性体内雌激素可促成皮下脂肪含量增加,男性雄激素可促进体内蛋白质的合成增加。同时,青春发育期的少年机体合成代谢超过分解代谢,食欲亢进,能量摄入较多。如果不配合长期有效的运动,则很容易发生肥胖。③妊娠期。妇女受孕后随着胎儿逐渐长大,饮食习惯的改变,多数食欲旺盛,而活动量相对减少,使体重增加明显。一般认为,妊娠期体内脂肪储存不应超过 12.5 千克。④产后期。妊娠期体重超重是产后肥胖的基础。产后腹壁松弛,腹肌失去张力,容易使脂肪沉积,加上哺乳期营养增加,活动减少,且产后性激素水平改变,可促使脂肪贮存,更容易发胖。⑤更年期。其原因主要是更年期后性激素分泌减少,影响脂肪代谢,造成代谢紊乱;同时基础代谢率降低,使能量摄入超过消耗,久而久之,多余的热量转变成脂肪贮存体内。

二、肥胖症易发生的人群及职业

符合以下情形的人们应该提高警惕:①体能消耗少,工作规律化、从事室内工作的人多有肥胖的倾向,如教师、行政工作人员、厨师和一些特殊职

业的工人。②运动员或喜欢运动的人，一旦停止运动容易发胖。这并不是因为运动使人发胖，而是停止运动之后没有及时调整饮食，饮食量相对机体需要较多，结果体内热量过剩，转变成脂肪储存在皮下堆积起来，逐渐形成肥胖。③经常大量饮酒的人容易发胖。因为 1 克乙醇可产生 29.3 千焦热量，大量饮酒产生的热量较多，多余的热量转化成脂肪贮存起来使人体发胖。④戒烟期间容易发胖。戒烟者体重普遍增加，这与尼古丁撤停有关，尼古丁通过兴奋交感神经而抑制食欲并促进脂肪分解产热。戒烟后最初数周内体重一般增加 1～2 千克，随后 4～6 个月内增加 2～3 千克，平均增重可达 4～5 千克以上。

三、肥胖对儿童生长发育的影响

肥胖对儿童可造成以下影响。①对心理发育的影响。少年儿童正处在心理上的懵懂期，特别注重自我形象，渴望自己长得漂亮、健美，并且希望能得到社会的公认，一旦出现肥胖，受到同学的嘲笑，会产生很大的心理压力，同时自尊心受到伤害，会变得性格孤僻，自卑、不合群。②对身高的影响。肥胖儿的骨骼发育通常较同龄人早而快，但到 13－15 岁以后就会停止生长，其速度比同龄人要慢，这是由于脂肪对性激素代谢的影响，骨骺闭合提前，导致最终比体重正常儿童要偏矮。③对智慧的影响。一般情况下，中度以下肥胖对儿童智力影响不大，但重度肥胖的儿童，其大脑皮质沟回变浅，间隙变窄，可影响智商，其操作动手能力及其协调性会受到一定影响。④对生殖系统的影响。主要表现为性早熟、性器官发育不良、性功能障碍。儿童生长发育并非越早越好，肥胖儿童与正常儿童相比，往往容易出现性早熟，如女孩月经初潮提前，男孩腋毛、阴毛、胡须生长，但 3～4 年后会导致性器官发育不良，步入青春期后常有性功能低下、月经不调、闭经、不孕等危害。

四、肥胖对女性的影响

女性肥胖除了会出现一般肥胖症的危害外，还会影响月经及生育。①引起卵巢功能不全，子宫发育不良。由于肥胖破坏了体内激素的水平，肥胖女性月经少甚至闭经，还可表现为内外生殖器发育不全，乳房发育不全及第二性征不出现。②导致不孕症，由于雌激素贮存过多，影响神经系统、内分泌系统,可造成排卵障碍,导致不孕。③易患妊娠高血压综合征。④对孕妇与胎儿的影响,容易引起胎位异常、过期妊娠、流产、难产,胎儿出生前后死亡等。⑤易引发子宫体癌、乳腺癌等,是由于脂肪内的雌激素长期刺激下使子宫内膜增生过长,还会刺激催乳素的增加,而雌激素和催乳素过多,会诱发乳腺癌。

五、减肥需要正确认识＋正确方法＋持之以恒

减肥是一个需要正确的认识＋正确方法＋持之以恒的毅力才能做的事,不要认为只要有朝一日自己已经达到标准体重,就不用再严格按照原来的生活方式进行了。其实通过节食、运动、药物及针灸推拿,只是减少脂肪的来源,增加机体消耗,减少人体的脂肪细胞体积,脂肪数目一个都没有少,一旦恢复以往的生活习惯,使热量摄入大于消耗,则原本干瘪的脂肪细胞会立即增大;通过手术虽然会去掉大量脂肪细胞,但剩余的脂肪细胞会代偿性地增大,如果不加以控制,体重照样会增加。所以,一旦减肥成功,要想维持就一定要建立健康的生活方式,控制饮食食量,增加体育运动,使摄入与支出平衡,才能彻底远离肥胖。

六、减肥没有快捷方式

1. 对减肥传闻要鉴别,减肥没有万灵药。对广告要分析,不能轻信、轻易地去试用。

2. 制订因人而异的减肥计划,要有长期目标,并与短期目标结合,计划要能做到,切实可行。

3. 减肥不能损害健康,盲目减肥有害健康,已有减肥不当造成死亡的报道。

4. 保持健康的心理状态,如节食减肥要避免另一个极端——厌食,造成严重消瘦、脱水,预后严重。

5. 提倡记减肥日记,记录每天的体重、腰围、进食、活动,可以回忆分析成功与失败的原因,也是一种心理督促,进行动态观察。

6. 合理饮食是减肥的主要方面,切不可用损害健康的代价来减肥,因此饥饿疗法不宜采用,应保持足够的蛋白质与维生素供应。

7. 运动是减肥的主要方法之一,运动减肥要注意以下几点。

(1)运动减肥应与其他方法配合,尤其是与平衡膳食配合。

(2)运动应为有氧运动,运动量逐渐提高,运动时间要在30分钟以上。

(3)重度肥胖,有心脑疾病等症不宜立即运动减肥,应先进行体检。

(4)应制订每天的运动计划。

(5)对运动项目实施有困难者,尽可能通过步行进行减肥。

8. 药物不是减肥的好办法,长期服用会产生各种不良反应,因此使用减肥药物一定要在医师观察下服用,切不可自己随便服用。

9. 手术减肥要慎重。

10. 针灸、按摩、气功、推拿、中药等中医减肥方法,要在医师指导下,制订计划,切不可轻信传言,随意采用。

七、避免节食减肥

如果摄取的能量小于消耗的能量,体重是可以减轻,但这种"节制饮食"式的减肥潜伏着极大的危险性,极易出现摄食障碍(神经性厌食症和神经性贪食症),摄食障碍会诱发许多疾病,其中有因低血糖而成昏迷,甚至死亡;因缺乏维生素而引起口腔炎;因营养失调而产生肝功能障碍;因甲状腺功能降低和功能障碍而引起便秘及手足发凉;因激素水平下降而诱发闭经或阳痿;因肌肉萎缩而无力行走;此外还会使汗毛变粗变浓,丢失皮下脂肪,皮肤干燥粗糙、水肿等。因此,应避免节食减肥,同时应适当补充维生素、钙等。

1. **注意维生素的补充** 饮食减肥潜伏着维生素缺乏,如粮食减少可使维生素 B_1、维生素 B_{12} 摄取量不足;肉类、蔬菜类和水果的减少,易发生蛋白质和维生素 C、维生素 A 的摄取不足。可适当补充多种维生素制剂,如复合维生素 B、金施尔康、善存片等。

2. **注意钙的补充** 钙是人体无机盐中含量最多的元素,其中99%的钙存在于人体骨骼和牙齿中,1%存在于其他组织和体液中,参与体内许多复杂的生理生化活动,减肥期间要保持每天摄入800~1000毫克钙,高钙食物(牛奶、海带、虾皮等),如每100克牛奶中含钙104毫克,如果通过膳食补充钙难以满足人体的需要,可以服用钙制剂,如盖诺真、盖天力、钙尔奇D、巨能钙等。

八、肥胖者的饮食禁忌

1. 忌过食动物脂肪　过食脂肪（肉类）易使脂肪沉积在内脏器官而引起并发症，如脂肪肝、动脉粥样硬化、高脂血症等。

2. 限制糖类　主要是限制糖类及水果、甜品等，如大米、白面、蚕豆、豌豆、土豆、藕粉、苹果、桃、梨、香蕉、大枣、蜂蜜、巧克力、炼乳、奶油蛋糕、甜面包等。

3. 限制水　脂肪组织具有滞留大量水和盐类的特征，易使体内残余物质排出减缓而积于组织内，肥胖者的饮水量每日应在 800～ 1000 毫升，超过或低于此值均为不合适。

4. 限制食盐　每日 8～10 克，食盐具有很强的亲水性，过食能引起口渴并刺激食欲，使体重增加。

5. 限制高嘌呤食物　如动物内脏（肝、肾、心）、豆类、鸡汤、鸭汤、肉汤等，因嘌呤能增进食欲。

6. 忌食油煎食品　如油煎馒头、鸡蛋，油炸猪排、牛排、鸡、鱼、春卷等，因油煎食品含有较多的脂肪。

7. 忌啤酒和白酒　1 瓶啤酒大约能产生 500 千卡（2093 千焦）的热能，啤酒中的啤酒花、鲜酵母、二氧化碳等成分能刺激消化液的分泌，促进食欲。

8. 忌促进食欲的药物　如多酶片、多潘立酮（吗叮啉）、酵母片、人参、焦山楂等。